AF404214

DE L'INFLUENCE

DE LA NAVIGATION ET DES PAYS CHAUDS

SUR LA MARCHE

DE LA PHTHISIE PULMONAIRE

EN RÉPONSE A CETTE QUESTION :

DÉTERMINER PAR DES FAITS PRÉCIS, LE DEGRÉ D'INFLUENCE QUE LES CHANGEMENTS DE LIEUX, TELS QUE L'ÉMIGRATION DANS DES PAYS CHAUDS ET LES VOYAGES SUR MER, EXERCENT SUR LA MARCHE DE LA TUBERCULISATION PULMONAIRE,

Par JULES ROCHARD,

Second chirurgien en chef de la marine, au port de Brest.

La vérité, quelque triste qu'elle soit, vaut encore mieux que l'erreur.

OUVRAGE COURONNÉ PAR L'ACADÉMIE IMPÉRIALE DE MÉDECINE,
DANS LA SÉANCE PUBLIQUE DU 11 DÉCEMBRE 1855.

A PARIS,

CHEZ J.-B. BAILLIÈRE,

LIBRAIRE DE L'ACADÉMIE IMPÉRIALE DE MÉDECINE,
RUE HAUTEFEUILLE, 19.

1856

EXTRAIT DES MÉMOIRES DE L'ACADÉMIE IMPÉRIALE DE MÉDECINE,

Tome XX.

Paris. — Imprimerie de L. Martinet, rue Mignon, 2.

DE L'INFLUENCE

DE LA NAVIGATION ET DES PAYS CHAUDS

SUR LA MARCHE

DE LA PHTHISIE ·PULMONAIRE

Il est un certain nombre de croyances que les générations médicales se transmettent sans les contrôler, qui prennent droit de domicile dans la science et s'y perpétuent jusqu'au jour où l'esprit d'examen s'en empare, pour leur faire subir l'épreuve des faits. On reconnaît alors, avec une certaine surprise, que des opinions qui semblaient avoir de si profondes racines, ne reposent en réalité que sur des bases peu solides, et l'analyse terminée, on s'étonne de trouver si peu de chose au fond du creuset. La confiance qu'inspirent à beaucoup de médecins les voyages sur mer et l'habitation des pays chauds, dans le traitement de la tuberculisation pulmonaire, me paraît être de ce nombre. Si l'influence du climat peut, dans des conditions déterminées, présenter parfois quelques avantages, on les a tellement exagérés, la vérité est ensevelie sous de telles erreurs, qu'il est indispensable de l'en dégager, pour en retirer quelque profit.

Il serait, je crois, sans intérêt de remonter à la source de cette opinion. Si Celse, Pline, Arétée ont conseillé les voyages sur mer aux phthisiques, s'ils ont rétabli la santé de Cicéron, si Boerhaave, Cullen

Fothergill en ont vanté les bons effets, on n'en peut rien conclure aujourd-
d'hui. La phthisie n'avait pas, à cette époque, le sens précis que lui
ont donné, depuis le commencement du siècle, l'anatomie pathologique,
la percussion et l'auscultation. Elle englobait dans son domaine, toutes
les affections chroniques qui conduisent au marasme, à la consomption,
et je n'ai à m'occuper que de la tuberculisation pulmonaire. On peut en
dire autant de Gilchrist, que tous les modernes citent comme une autorité, de Gilchrist (1) qui attribue l'influence bienfaisante des vapeurs
maritimes, à l'huile, au soufre, au bitume qui doivent s'y trouver mêlés,
et dont la foi dans l'émigration est tellement robuste, qu'il promet la
guérison, au bout de quelques semaines, à ceux qui se décideront à s'ex-
patrier en temps convenable. Pour se trouver en présence d'une conviction sérieuse, d'une autorité devant laquelle tout médecin doive s'incliner,
il faut arriver à Laënnec. Laënnec avait mis, dans l'air de la mer sa
dernière espérance, il est venu mourir sur les bords de l'Océan. Lorsqu'on cherche dans ses ouvrages les éléments de cette conviction si
ferme, on n'y trouve que des erreurs, ou de vagues assertions : l'opinion
des anciens, l'exemple des Anglais qui envoient leurs phthisiques à
Madère, le témoignage des médecins de nos côtes, celui des chirurgiens
de la marine dont la plupart, dit-il, lui « ont affirmé, qu'ils n'avaient
» presque jamais vu un homme devenir phthisique, à bord, dans le cours
» d'une longue navigation, et qu'ils avaient souvent vu des marins, dont
» la poitrine paraissait fortement compromise au moment du départ,
» revenir dans un état de santé parfaite, ou d'amélioration remarquable. »
Il cite enfin la baie de Douarnenez, comme jouissant d'une remarquable
immunité, sous ce rapport. Il n'est pas besoin de faire remarquer que
lorsque les Anglais envoient leurs phthisiques à Madère, ce n'est pas
pour y respirer l'air de la mer, qu'ils n'ont certes pas besoin d'aller
chercher si loin. Quant aux assertions des chirurgiens de la marine,
j'avoue que j'ai quelque peine à m'en rendre compte. Ne voulant pas
m'en rapporter à mon expérience personnelle, je viens de compulser les
nombreux rapports de fin de campagne déposés par les chirurgiens-
majors des bâtiments, dans les archives du conseil de santé ; il n'en est
guère qui ne relatent des décès dus, en cours de campagne, à la phthisie
pulmonaire et qui ne signalent, en passant, la rapidité avec laquelle elle

____

(1) *Utilité des voyages sur mer pour la cure des différentes maladies, et notamment la con-*
somption, Paris, 1770, in-12.

a marché. J'y ai trouvé 165 observations de phthisie survenue à la mer, parmi des hommes de l'équipage. Dans 103 cas, les malades ont succombé à bord, les 62 autres ont été renvoyés en France, ou déposés dans les hôpitaux des colonies. En ce qui a trait enfin à la rareté de la phthisie, sur les côtes de Bretagne, je ne citerai, pour le moment, que deux faits, mais ils me paraissent décisifs. La ville de Brest, ville de marins, que la mer baigne de toutes parts, la ville de Brest, dans le cours de l'année 1853, a compté 1,519 décès, dont 360, ou un quart, dus à des affections de poitrine, et 245, ou le sixième, dus à la phthisie. Le chiffre de la population est de 63,000 habitants, en y comprenant les marins et les troupes de terre et de mer. Il y a donc eu, pendant cette période, 1 phthisique sur 6 décès, 1 décès de phthisique sur 257 habitants, presque autant qu'en Angleterre. Je ne puis produire de chiffres, pour les petites villes environnantes, mais la tuberculisation pulmonaire doit y être bien commune, puisque sur 425 congés de convalescence délivrés par le conseil de santé de Brest, pendant le cours des quatre années qui viennent de s'écouler, à des marins provenant du littoral et levés dans le 2ᵉ arrondissement maritime, 129, c'est-à-dire plus du quart, ont eu pour cause des affections chroniques de la poitrine. Je puis affirmer que la baie de Douarnenez y entrait pour son contingent. Je reviendrai plus tard sur cette question des localités maritimes, mais je tenais, avant de passer outre, à prouver que les assertions de Laënnec n'avaient pas, dans cette circonstance, leur valeur habituelle et que son opinion, dénuée de preuves, n'avait plus d'autre appui, que l'autorité de son nom.

Quelques écrivains modernes ont également soutenu la même thèse et je citerai dans le nombre, en France : MM. Bricheteau (1), Amédée Latour (2), Dujat (3), Fournet (4) ; en Angleterre : James Clark (5). MM. Bricheteau et Latour vantent la navigation, chacun à son point de vue. Le premier en attribue les bons effets au mal de mer et en fait découler l'indication des vomissements et par conséquent des vomitifs ; le second préconise le sel marin et se trouve naturelle-

(1) *Maladies chroniques de l'appareil respiratoire*, Paris, 1852.
(2) *Traitement préservatif et curatif de la phthisie pulmonaire.*
(3) *Gazette médicale*, 1838.
(4) *Recherches cliniques sur la première période de la phthisie*, Paris, 1839.
(5) *Traité de la consomption pulmonaire*, Bruxelles, 1836.

ment conduit à considérer la mer qui le fournit, comme un élément très favorable aux phthisiques. Ils font aussi entrer en ligne de compte le changement radical que les voyages sur mer apportent dans les habitudes du malade qui les entreprend. C'est une nouvelle vie, un air sans cesse renouvelé, une activité permanente en plein air qui ne comporte aucune fatigue, une source d'émotions toujours nouvelles. « Les longues navigations, dit M. Dujat, qui font passer en quel-
» ques semaines par des latitudes si différentes, sont très salutaires pour
» les personnes maladives. » Que de pareilles perturbations puissent contribuer à rendre la santé à des gens affaiblis, je le comprends, mais avancer que de brusques changements de température puissent convenir à des phthisiques, c'est aller, ce me semble, à l'encontre de tout ce qu'on professe au sujet de cette maladie, et les médecins qui ont eu l'occasion d'observer des tuberculeux, lorsqu'ils quittent la zone torride, pour doubler le cap Horn, ou le cap de Bonne-Espérance, seront, je crois, peu disposés à partager la manière de voir de M. Dujat. Avant de chercher l'explication d'un fait, il faut d'abord en démontrer l'exactitude. Or, en fait de preuves, on ne trouve dans les ouvrages que je viens de citer, que des assertions et de rares observations dans lesquelles il est question de malades dont l'état s'est amélioré sous l'influence d'un voyage de quelques jours, ou même de quelques heures. L'un, après avoir vainement parcouru l'Italie, séjourné à Nice, à Hyères, à Pise et à Naples, s'est rétabli à la suite d'un de ces rapides trajets que les paquebots du Levant parcourent en quelques jours. L'autre s'est borné à se rendre à Hambourg, un troisième a obtenu sa guérison, à moins de frais encore, il lui a suffi de traverser la Manche et de passer de Douvres à Calais, par un gros temps. Je ne puis, je l'avoue, considérer de pareils faits comme probants ; je ne puis me résoudre à croire qu'une affection aussi lente dans sa marche puisse s'arrêter d'une manière aussi soudaine. Clark l'a senti comme moi. Bien que partisan des voyages sur mer, il ne croit à leur efficacité que lorsqu'ils ont été continués pendant une longue période. « Une résidence de quelques mois seulement, dans
» le plus beau climat, un voyage entrepris dans les circonstances les plus
» favorables, s'il est trop promptement terminé, ne peut suffire pour
» corriger une affection constitutionnelle, dont l'origine remonte à la
» naissance du malade..... Il faut que ces moyens soient appropriés aux

» circonstances individuelles, à l'exécution des règles nécessaires, rela-
» tivement au régime, à l'exercice. C'est en négligeant ces circonstances,
» et par suite d'une confiance exagérée dans l'action isolée de ces
» moyens, qu'on en retire si peu d'avantages. »

La navigation vient tout récemment de trouver un nouveau défen-
seur dans la personne de M. Pouget, de Bordeaux, médecin inspecteur
des bains de mer de Royan (1). Après avoir reproduit des arguments et
des témoignages que nous avons appréciés déjà, il cite trois faits entourés
d'assez de garanties pour être acceptés. Les deux premiers sont empruntés à M. Garnier (2): Il s'agit de deux jeunes phthisiques, embarqués
sur le même navire que ce médecin et pour la même destination. L'un
est atteint de bronchite au début de la campagne, mais il se rétablit,
reprend des forces et de l'embonpoint et débarque, dans un état assez
satisfaisant pour se livrer au rude métier de mineur. Le deuxième présente pendant la traversée tous les symptômes de la phthisie aiguë,
jusqu'à l'expectoration tuberculeuse, mais, au troisième mois, elle s'arrête, il débarque à Valparaiso, avec toutes les apparences de la santé.
Dans ce dernier cas, au moins, les avantages de la navigation me paraissent plus que contestables. Il n'en est pas de même de la troisième
observation. Le sujet, âgé de treize ans, est atteint de phthisie pendant
le cours de ses études. Des médecins d'un mérite incontestable con-
statent, dans le poumon, l'existence de tubercules ramollis. Il embrasse,
d'après leurs conseils, la profession de marin. Au retour de sa première
campagne, il était complétement rétabli. Il est âgé de vingt ans aujour-
d'hui, et c'est, dit M. Pouget, un superbe garçon. Il est impossible de
nier la valeur d'un pareil fait, mais je ne puis y voir qu'une très rare
exception. Je n'en ai, pour ma part, jamais rencontré de semblable, et
je n'ai pu en trouver un seul, dans les nombreux rapports de mes confrères. Fussent-ils plus multipliés, du reste, ils ne pourraient pas
compenser le nombre infiniment plus considérable de décès hâtés par
l'embarquement des malades. Beaucoup d'entre eux, dit M. Andral (3),
ne peuvent la supporter ; elle a hâté la mort de plus d'un phthisique.
Nous démontrerons bientôt que ce dernier résultat est la règle, et pour

(1) *Union médicale,* 8 février 1855.
(2) *Voyage médical en Californie,* Paris, 1854.
(3) *Cours de pathologie interne,* Paris, 1848.

cela, nous ne nous égarerons pas à la recherche des faits particuliers; nous demanderons cette preuve aux cent mille marins que compte la France et qui constituent, pour l'observation, un terrain aussi large qu'intéressant à explorer.

La question de l'émigration se présente sous un autre aspect. Elle a, de tout temps, préoccupé les médecins; elle a été l'objet de travaux importants, et cependant elle n'est pas résolue. Les esprits sévères, qui n'acceptent une opinion médicale que lorsqu'elle est appuyée sur des preuves, sont encore dans le doute. Il suffit, pour s'en convaincre, de se reporter à la discussion qui s'éleva, le 11 octobre 1836, au sein de l'Académie de médecine. Depuis cette époque, de nombreuses recherches ont eu lieu sur le même sujet. On a pu se flatter un instant d'arriver à une solution. La loi d'antagonisme des fièvres intermittentes et de la phthisie pulmonaire, formulée et soutenue avec autant de conviction que de talent, semblait devoir trancher la question, en la transformant; mais l'illusion que cette doctrine séduisante avait pu faire naître n'a pas été de longue durée. L'incertitude et le doute ont reparu.

Ce sont donc, et c'est là que je voulais en venir, des sujets à remettre à l'étude, et cette étude n'est pas sans difficultés. On ne peut pas se flatter d'arriver au but, à l'aide d'observations particulières, dût-on consacrer des années à les recueillir et des volumes à les enregistrer. Quand il s'agit d'une maladie qui entre pour près d'un dixième dans la mortalité générale et dont les victimes se comptent par milliers, lorsqu'on se propose d'en déterminer la fréquence et la marche, dans des conditions données, ce n'est pas aux individus, c'est aux masses qu'il faut s'adresser. La statistique seule peut fournir la solution d'un pareil problème; mais, pour qu'elle ait une valeur réelle, il faut la faire porter sur des collections d'hommes soumis à un contrôle régulier et sans cesse placés sous l'œil du médecin. Pour être en droit d'en tirer des conclusions générales, il ne faut pas la borner à l'observation restreinte de quelques localités; il faut qu'elle embrasse toutes les latitudes et, si faire se peut, tous les points du globe de quelque importance. Telle est la pensée qui m'a guidé dans les recherches dont je vais faire connaître les résultats.

J'ai dû porter, en premier lieu, mon attention sur une classe d'hommes dont l'existence entière s'écoule dans la triple condition dont j'avais à déterminer l'influence, changement continuel de lieux, navigation incessante, séjour habituel dans les pays chauds. Les marins qui forment une partie importante de la population, sont presque tous enfants du littoral. Leur vie n'est, pour ainsi dire, qu'un long voyage qui commence au sortir du berceau, et qui se termine lorsqu'une vieillesse prématurée les rend impropres à leur rude métier. Ils séjournent habituellement sous la zone torride. Toutes les campagnes les y conduisent, presque toutes les stations les y retiennent. Il en était ainsi, du moins, avant que la guerre concentrât nos forces navales dans la mer Noire et dans la Baltique, et c'est sur une époque antérieure à ces événements que porteront mes observations. A part quelques petits bâtiments affectés à la surveillance des pêches qui se font sur nos côtes, et à Terre-Neuve, sauf quelques rares voyages de circumnavigation, la presque totalité de notre personnel maritime était alors répartie entre l'escadre de la Méditerranée et nos stations du Levant, des côtes d'Afrique, de l'Indo-Chine, des mers du Sud et de l'Océanie, du Brésil et de la Plata, de la Guyane et des Antilles. Les marins devraient donc, d'après les idées généralement adoptées, succomber rarement à la phthisie pulmonaire. C'est, en effet, ce que chacun répète, mais c'est ce que personne n'a démontré. Il fallait d'abord éclaircir ce premier point de la question.

Un personnel mouvant, disséminé dans le monde entier, ne se prête assurément pas aussi aisément à la statistique que celui qui compose l'armée de terre ; mais si les recherches présentent plus de difficultés, elles doivent conduire à des résultats plus précis.

L'armée se renouvelle tous les sept ans. Sa dette une fois payée, le soldat retourné dans ses foyers ; il devient impossible de savoir comment se terminent les affections qu'il a pu contracter sous les drapeaux. Le marin appartient au service pendant toute sa vie, une fois qu'il est classé. L'État ne le perd pas de vue un seul instant. Soumis à des levées périodiques, il vient de temps en temps reprendre sa place sur les navires de guerre et se soumettre au contrôle des médecins de la marine. A l'époque des levées, les matelots atteints d'infirmités ou d'affections internes, subissent la visite des conseils de santé des ports et reçoivent, suivant les cas, des congés de réforme ou de convalescence, dont les copies restent dans nos archives. Lorsqu'ils tombent malades, pendant la durée de leur service, s'ils se trouvent en France, ils entrent dans nos hôpitaux; s'ils sont en cours de campagne, ils sont traités, soit à bord, par le chirurgien-major de leur bâtiment, dont le rapport circonstancié est remis au retour au directeur du service de santé, soit dans les hôpitaux de nos colonies, par des médecins appartenant au même corps, et dont les comptes rendus sont transmis à l'inspection générale. Dans aucun cas, ils ne peuvent se dérober à notre observation, en entrant dans un hôpital civil, comme cela arrive pour l'armée de terre, dans toutes les petites localités. Les documents qui les concernent sont ainsi réunis dans la même main, et c'est à ces sources que j'ai puisé.

Comme il s'agissait de déterminer la fréquence de la phthisie dans l'armée navale, il me fallait un terme de comparaison. Il était naturel de le demander à l'armée de terre, et je l'ai emprunté au travail justement estimé de M. Benoiston de Châteauneuf (1). D'après ses calculs, sur 17209 décès survenus de 1820 à 1826, 1260 ont été causés par la phthisie, ce qui donne la proportion de 1 *sur* 13,6, *et non pas de 1 sur 5, comme le lui font dire* Casimir Broussais (2) et M. Lévy (3). M. Journé (4) donne, pour l'hôpital du Val-de-Grâce, un chiffre proportionnel qui se rapproche beaucoup du précédent, quoique lui étant un peu inférieur. Sur 7509 admissions, de 1835 à 1837, on a compté 329 morts, dont 27 phthisiques, c'est-à-dire 1 sur 12,18. Comme les calculs de M. Benoiston de Châteauneuf ont porté sur l'armée tout entière, je préfère les prendre pour point de départ. Il n'indique pas la proportion des décès dus à la phthisie par rapport à l'effectif, mais il est facile de la déduire du chiffre qu'il établit pour la mortalité générale. L'armée perd par an 2,25 sur 100. Les décès dus à la phthisie entrent dans la mortalité pour 1/13,6 ; elle perd donc annuellement, par le fait de cette maladie 0,16 pour 100, un phthisique succombe sur 578 soldats. L'auteur fait remarquer, à juste titre, combien ce nombre est considérable, pour une réunion d'hommes choisis, soumis à un contrôle sévère, et dont on a soigneusement écarté tous ceux qui présentaient des signes d'une mauvaise constitution, d'une faible santé. Il est cependant,

(1) *Essai sur la mortalité dans l'infanterie française* (*Ann. d'hyg.*, t. X, p. 200; 1833).
(2) *Bulletin de l'Académie de médecine*, séance du 4 avril 1843.
(3) *Traité d'hygiène publique et privée*, t. I, p. 419.
(4) *Recherches statistiques sur la phthisie en Italie* (*Bulletin de l'Académie de médecine*, séance du 12 février 1839, t. III, p. 542).

comme on va le voir, de beaucoup inférieur à celui des marins, qui ont subi la même épuration. Dans mes recherches, j'ai suivi l'exemple de Benoiston de Châteauneuf, j'ai comparé le nombre des phthisiques morts, à la totalité des décès.

Le registre qui les constate, à l'hôpital de Brest, m'a fourni le résultat suivant, pour la période comprise entre le 1er juillet 1853 et le 1er janvier 1855.

TABLEAU N° 1. — *Décès survenus à l'hôpital maritime de Brest, du 1er juillet 1853 au 1er janvier 1855.*

PROFESSIONS.	MALADIES autres que les affections chroniques des voies respiratoires.	PHTHISIE pulmonaire.	BRONCHITE chronique suspecte (1).	PLEURÉSIE chronique.	TOTAUX.
Marins.	215	29	11	6	261
Infauterie et artillerie de marine.	84	11	12	»	107
Infanterie et artillerie de terre.	43	3	2	»	48
Ouvriers de l'arsenal.. . . .	79	13	12	1	105
Condamnés aux travaux forcés	131	14	22	»	167
Totaux.	552	70	59	7	688

(1) Il est nécessaire d'entrer dans quelques explications , au sujet de ces bronchites chroniques dont le nombre paraîtra sans doute invraisemblable. La **bronchite chronique** est le pseudonyme sous lequel se cache la phthisie dans les hôpitaux de la marine. Chaque malade y a son tableau clinique , et chaque jour , les observations auxquelles son état donne lieu, ainsi que les prescriptions dont il est l'objet, y sont consignées avec soin. Le diagnostic est inscrit en tête de la feuille. A la visite , ces tableaux sont placés sur le lit, afin que le médecin puisse avoir sans cesse sous les yeux l'historique complet de l'affection dont il dirige le traitement. Le malade peut par conséquent y jeter aussi un regard ; il y aurait de la barbarie à accoler à son nom un mot qui emporte avec lui une si terrible signification. Lorsque le décès a lieu, le tableau de clinique est porté au bureau des entrées , et si le médecin n'a pas eu le soin d'indiquer, avec l'heure de la mort, sa véritable cause, c'est le genre de maladie porté comme diagnostic qu'on reproduit sur le registre. Cinq des matelots signalés comme phthisiques dans le précédent tableau étaient inscrits sous le titre de bronchite chronique, j'ai pu m'assurer en consultant leur tableau de clinique et le registre des autopsies, qu'ils avaient réellement succombé à la tuberculisation pulmonaire et je les ai portés à leur véritable place. Quant aux onze qui figurent dans la quatrième colonne, il en est quatre pour lesquels je suis resté dans le doute et sept sur lesquels je n'ai pu obtenir aucun renseignement. Je n'ai pas fait subir le

En ne tenant compte que des décès portés dans la 3ᵉ colonne, la phthisie, pour les marins, est à la mortalité générale, comme 29 est à 261, ou comme 1 est à 9, proportion beaucoup plus forte que celle de l'armée de terre exprimée par 13,6. Elle ferait donc, si l'on s'en rapportait à ce tableau, près d'un tiers de victimes de plus dans la marine que dans l'armée, et cependant, ce chiffre quelque élevé qu'il soit, n'exprime pas encore toute la vérité. Nos matelots levés dans le 2ᵉ arrondissement maritime, ne sont pas éloignés de leur pays natal, ils y ont presque tous une famille, des moyens d'existence, et la plupart d'entre eux, lorsqu'ils approchent du terme fatal, demandent un congé de convalescence et s'en vont mourir dans leurs foyers. Ces congés sont donc comme une liste supplémentaire à ajouter à celle que je viens de dresser. J'ai fait le dépouillement de tous les congés de réforme et de convalescence délivrés au port de Brest, depuis le 1ᵉʳ juillet 1853 jusqu'au 1ᵉʳ janvier 1854. En voici le résultat :

TAB. N° 2. — Congés de réforme.

Pour blessures, vices de conformation, infirmités, maladie de peau, idiotisme, etc.	407
Pour des affections internes autres que la phthisie.	45
Pour phthisie pulmonaire avancée.	14
Pour bronchite chronique suspecte.	10
Total.	476

TAB. N° 3. — Congés de convalescence.

Pour des affections autres que celles des voies respiratoires.		278
Pour phthisie pulmonaire avancée.		33
Pour bronchite chronique suspecte.	congés de six mois et au-dessus.	40
	congés de moins de six mois.	25
Pour pleurésie chronique.		17
Pour affections chroniques des voies respiratoires non spécifiées.		14
Affections aiguës des voies respiratoires.	pleuro-pneumonie.	9
	pneumonie.	4
	pleurésie.	5
	Total.	425

même contrôle aux bronchites chroniques appartenant aux autres corps, parce que je n'avais pas l'intention de les prendre pour point de comparaison. Le même motif a fait adopter les mêmes expressions, quand il s'agit des congés de convalescence, dont je vais bientôt m'occuper, mais elles ne trompent que celui dont on respecte les illusions. Il serait donc logique de comprendre ces bronchites suspectes dans la colonne de la phthisie : on arriverait alors au chiffre de 6.50 pour la part qui lui revient dans la mortalité générale, mais il est déjà fort élevé, sans qu'il soit nécessaire de recourir à cette addition.

En laissant de côté les congés de réforme dont plus des 5/6 sont motivés par des lésions qu'on ne peut qualifier de maladies, en ne tenant compte que des congés de convalescence, on voit par ce tableau que les affections de poitrine y entrent pour plus d'un tiers, pour 1/2,89, que les affections chroniques des voies respiratoires y figurent pour plus d'un quart, pour 1/3,29 et la phthisie réunie aux bronchites chroniques pour plus d'un cinquième, pour 1/4,33. Quant à ces dernières, ce sont, comme je l'ai dit, dans la majorité des cas, des phthisies déguisées.

Toutefois, on peut toujours révoquer en doute l'exactitude d'un diagnostic qui n'est pas confirmé par la nécropsie et j'ai voulu compléter mes recherches, par ce dernier mode d'investigation. J'ai fait un dépouillement de toutes les autopsies faites à Brest dans le cours des quinze années qui viennent de s'écouler. Tous les sujets n'ont pas été ouverts, tant s'en faut, mais comme mes calculs portent sur 3,058 autopsies, cette légère cause d'erreur peut être négligée. L'omission a dû porter indistinctement sur tous les genres de maladie et plus particulièrement peut-être sur les phthisiques qui n'offrent que des lésions trop fréquentes et trop connues pour présenter un grand intérêt. Pour ne rien donner à l'arbitraire, j'ai considéré comme phthisiques tous les individus morts d'affections de la poitrine et à l'autopsie desquels on a trouvé, dans les poumons, des tubercules ramollis, ou des cavernes. J'ai évité d'y comprendre ceux qui, bien que présentant ces altérations, avaient évidemment succombé à une autre maladie. Comme dans le tableau n° 1, j'ai mis en regard le résultat des mêmes recherches appliquées aux autres corps de la marine, aux ouvriers de l'arsenal, aux gardes-chiourmes et aux condamnés. (Voy. le tab. n° 4.)

Les marins ont, comme on le voit, fourni, parmi les hommes libres, la plus forte proportion. Après eux viennent les ouvriers du port qui appartiennent aux classes les plus malheureuses d'une ville qui compte 1 phthisique sur 6 décès. En troisième lieu, les gardes-chiourmes dont le nombre est trop faible pour qu'on puisse en tirer quelques conséquences. Puis vient l'infanterie et l'artillerie de marine et enfin les troupes de terre auxquelles on peut appliquer l'observation que je viens de faire pour les gardes. Les condamnés ont seuls dépassé le chiffre des marins, mais la population du bagne est ravagée par la scrofule, le cancer, les

TAB. N° 4. — *Autopsies faites à l'École de médecine navale de Brest,*
de 1840 à 1854.

ANNÉES.	MARINS.		TROUPES de marine.		TROUPES de terre.		OUVRIERS de l'arsenal.		GARDES-chiourmes.		CONDAMNÉS aux travaux forcés		TOTAUX.
	Maladies diverses.	Phthisies pulm.	Maladies diverses.	Phthisies pulm.	Maladies diverses.	Phthisies pulm.	Maladies diverses.	Phthisies pulm.	Maladies diverses.	Phthisies pulm.	Maladies diverses.	Phthisies pulm.	
1840	77	15	28	6	40	5	25	5	15	4	78	27	325
1841	92	16	50	13	18	3	24	5	16	3	30	4	274
1842	84	27	19	6	21	7	9	3	11	2	23	13	225
1843	52	17	23	9	9	4	16	2	2	1	28	9	172
1844	76	21	69	17	50	6	20	5	2	5	43	25	339
1845	37	20	31	14	5	3	17	8	3	2	44	16	200
1846	23	8	20	7	12	3	21	10	5	3	32	14	158
1847	33	16	24	6	15	5	23	12	5	»	62	30	228
1848	41	17	16	2	9	3	21	2	8	1	33	8	161
1849	25	10	18	2	10	2	9	3	2	1	86	2	170(*)
1850	34	7	14	4	5	1	17	6	3	»	18	4	113
1851	33	11	10	3	16	3	11	1	6	1	23	5	123
1852	22	4	12	2	9	2	11	1	6	1	20	5	95
1853	26	12	29	3	10	1	10	1	4	1	22	5	124
1854	39	10	20	5	4	1	6	»	3	1	11	1	101
1836 à 1840 époques diverses.	58	17	19	5	15	3	27	8	19	5	55	19	250
Totaux partiels. . . .	752	228	399	104	248	52	267	72	110	31	608	187	3053
Totaux. .	980		503		300		339		141		795		3058
Proportion des phthisiques par rapport à la totalité des décès.	$\frac{1}{4,29}$		$\frac{1}{4,83}$		$\frac{1}{5,76}$		$\frac{1}{4,70}$		$\frac{1}{4,54}$		$\frac{1}{4,25}$		»

NOTA. — Les résultats fournis par ce tableau donnent une proportion de phthisiques plus considérable que le tableau n° 1 emprunté au chiffre des décès, mais cela provient de la base que j'ai adoptée. En considérant comme phthisique tout homme mort d'une affection de poitrine et à l'autopsie duquel on a trouvé, dans le poumon, des tubercules ramollis ou des cavernes, j'ai nécessairement fait entrer dans cette catégorie beaucoup de décès attribués à des pleurésies, à des bronchites chroniques et même à des pneumonies ; je ne pouvais prendre cependant un autre point de départ. Si j'avais fait entrer en ligne de compte la durée de la maladie, je n'aurais pas su à quelle limite m'arrêter, je serais tombé dans l'arbitraire. Quel est le médecin qui pourrait se flatter, du reste, de déterminer d'une manière rigoureuse la part qui revient à l'élément tuberculeux et à l'élément inflammatoire, dans l'issue funeste de ces affections compliquées ?

(*) Sur les 86 forçats, 72 sont morts du choléra.

affections tubeculeuses. Elle offre l'exemple le plus frappant de l'influence qu'exercent, sur le développement de ces maladies, les mauvaises conditions hygiéniques, de la promptitude avec laquelle les organismes les plus robustes s'altèrent sous l'action de ces causes destructives. En retranchant du chiffre des décès dus à diverses maladies, les 73 condamnés morts du choléra en 1849, on a, pour la phthisie comparée à la totalité des morts, la proportion de 1 à 3,86, chiffre qui dépasse même celui qu'indique M. Chassinat, dans sa lettre à l'Académie de médecine (1).

Je me suis borné, comme on le voit, à m'occuper des décès, je n'ai rien dit de la proportion des phthisiques dans le nombre des malades, parce que cette évaluation suppose toujours une exactitude de diagnostic qu'on a le droit de suspecter. Je n'ai pas parlé de l'effectif des marins présents au port, parce que c'est un élément insaisissable, soumis à de telles variations quotidiennes, qu'il est impossible de déterminer la moyenne, même d'une manière approximative. Les départs et les arrivées des navires, les armements, les levées le font changer d'un jour à l'autre, de manière à défier toute statistique.

Les marins qui succombent à Brest n'appartiennent que dans une faible proportion à la population de la ville; ils viennent y mourir de toutes les parties du monde; j'ai pensé toutefois qu'on pourrait attribuer les résultats précédents au climat humide et froid de cette ville. Pour prévenir cette objection, j'ai dû faire les mêmes recherches, dans celui de nos ports qui contraste le plus fortement avec Brest, par sa position sur la Méditerranée, par son climat et par la nature des campagnes qui lui sont spécialement dévolues. Un de mes amis (2) a bien voulu se charger de recueillir ces renseignements, et, comme à Toulon, les soldats de l'armée de terre ne sont pas, comme à Brest, traités à l'hôpital de la Marine, il a eu recours à l'obligeance du médecin en chef de l'hôpital militaire, qui lui a permis d'en consulter les registres. Il m'a transmis le tableau suivant :

<hr>

(1) *Gazette médicale de Paris*, 1843, n° 26, p. 420. — *Études sur la mortalité dans les bagnes et dans les maisons centrales,* Paris, 1844, in-4°.

(2) M. Hélet, pharmacien, professeur à l'école de médecine navale de Toulon.

TAB. N° 5. — *Décès survenus à l'hôpital maritime et à l'hôpital militaire de Toulon, pendant le cours des années 1853 et 1854.*

CAUSES DES DÉCÈS.	MARINS officiers, sous-officiers et matelots.			TROUPES de marine. inf. artillerie, gend.garde-ch.			TROUPES de terre.			OUVRIERS de l'arsenal.			CONDAMNÉS aux travaux forcés.		
	1853	1854	Tot. des 2 ann.	1853	1854	Tot. des 2 ann.	1853	1854	Tot. des 2 ann.	1853	1854	Tot. des 2 ann.	1853	1854	Tot. des 2 ann.
Maladies diverses . . .	90	329	419	69	145	214	88	577	665	16	63	79	52	249	301
Phthisie pulmonaire. .	21	2	23	7	3	10	17	12	29	8	2	10	18	10	28
Bronchite chronique. .	28	43	71	26	26	52	1	5	6	6	16	22	19	31	50
Pneumonie et pleuré-sie.	13	27	40	11	18	29	3	29	32	1	4	5	7	6	13
Affections chroniques des voies respiratoires	2	1	3	0	1	1	0	3	3	»	»	»	2	3	5
Totaux.	154	402	556	113	193	306	109	626	735	31	85	116	98	299	397

On conçoit que je n'ai pas pu faire pour Toulon, ce que j'ai fait pour Brest, à l'endroit des bronchites chroniques. Il m'a été impossible d'aller à la recherche de la véritable cause de la mort, mais les explications que j'ai données précédemment m'autorisent à les ranger dans la même catégorie. La bronchite chronique et la phthisie réunies ont donc été à la mortalité générale :

Pour les marins . . . . :: 1 est à 5,91
Pour les troupes de marine . . . . :: 1 est à 4,93
Pour l'armée de terre . . . . :: 1 est à 21,08
Pour les ouvriers de l'arsenal . . . . . . :: 1 est à 3,62
Pour les condamnés . . . . :: 1 est à 5,09

J'ai séparé avec intention les années 1853 et 1854 qui ont donné des résultats si différents, parce que, à la fin de cette dernière année, la ville de Toulon a été ravagée par le choléra qui n'a sévi nulle part avec plus de violence et qui a considérablement élevé le chiffre des décès dus à des maladies autres que la phthisie. Malgré cette atténuation, les chiffres parlent encore assez haut. On y remarquera sans doute la distance qui sépare les troupes de terre, des différents corps de la marine, bien que tous aient été soumis à cette cause éventuelle de mortalité. On reconnaîtra enfin, qu'à deux pas d'Hyères et de Nice, à Toulon, dont les chaleurs peuvent, pendant l'été, rivaliser avec celles de l'Afrique, et dont la population maritime ne quitte guère la Méditerranée, la phthisie fait, parmi les marins, plus de ravages peut-être que sous le ciel brumeux et sombre de la Bretagne.

Les affections chroniques des voies respiratoires entrent pour une proportion presque aussi forte qu'à Brest, dans le chiffre des congés de convalescence.

TAB. N° 6. — *Congés de convalescence délivrés au port de Toulon, pendant le cours des années 1353 et 1854.*

CAUSES DU CONGÉ.	MARINS officiers, maîtres, matelots.			TR. DE MARINE infanter., artillerie, gendarmerie,			TROUPES de terre.			OUVRIERS de l'arsenal.		
	1853	1854	Tot. des 2 ann.	1853	1854	Tot. des 2 ann.	1853	1854	Tot. des 2 ann.	1853	1854	Tot. des 2 ann.
Maladies diverses. . .	427	769	1196	73	70	143	105	264	369	12	14	26
Phthisie pulmonaire.	18	30	48	10	2	12	9	32	41	0	1	1
Bronchite chronique.	62	229	291	29	42	71	15	10	25	1	6	7
Affections chroniques des voies respirat. .	12	39	51	2	1	3	4	13	17	0	1	1
Totaux. . . .	519	1067	1586	114	115	229	133	319	452	13	22	35

Les phthisies, bronchites chroniques, affections chroniques des voies respiratoires sont à la totalité des congés dans les proportions suivantes :

> Pour les marins. . . . . :: 1 est à 5,31
> Pour les troupes de marine . . . . :: 1 est à 2,59
> Pour les troupes de terre . . . . :: 1 est à 5,44
> Pour les ouvriers de l'arsenal . . . . :: 1 est à 3,88

La proportion des phthisiques congédiés dans les différents corps est à peu près la même que celle des morts, et elle est considérable. Quant au relevé des autopsies, c'est un travail de dépouillement auquel il faut renoncer, quand on ne peut pas s'en charger soi-même.

Parmi nos ports de guerre, il en est un, Cherbourg, qui passe pour jouir d'une sorte de privilége, au point de vue de la phthisie. Une simple

3

assertion de Lepecq de la Cloture lui a valu cette réputation, et M. Boudin l'a reproduite dans sa *Géologie médicale.* Il s'agissait de savoir si le fait est vrai, d'une part, et si, de l'autre, les marins partagent cette immunité avec les habitants de la ville. Déjà M. Lefèvre, aujourd'hui directeur du service de santé au port de Brest, dans un remarquable mémoire communiqué à l'Académie de médecine en 1845 (1), avait cité un fait qui tend à prouver le contraire. Sur 78 décès survenus à l'hôpital maritime de Cherbourg, du 1er janvier 1844 au 1er mai 1845, on a compté 9 phthisiques, ce qui donne le rapport de 1 à 8,64.

Pour être complétement fixé, j'ai fait à Cherbourg les mêmes recherches qu'à Toulon. M. Petit, chirurgien principal de la marine, a bien voulu s'en charger. Il vient de me transmettre les renseignements suivants :

TAB. N° 7. — *Décès survenus à l'hôpital maritime de Cherbourg, dans les différents corps de la marine et de l'armée, pendant le cours des années* 1850, 1851, 1852, 1853, 1854.

CAUSES DES DÉCÈS.	ÉPOQUE DES DÉCÈS.					TOTAUX.
	1850	1851	1852	1853	1854	
Maladies diverses (blessés exceptés).	44	45	43	82	137	351
Phthisie pulmonaire	24	13	17	14	17	85
Pleurésie chronique. . . .	3	2	2	»	2	9
Catarrhe pulmonaire chronique. . . .	»	3	»	»	»	3
Totaux.	71	63	62	96	156	448

Les affections chroniques des voies respiratoires sont donc à toutes les affections internes réunies, comme 1 est à 4,61, et la phthisie comme 1 est à 5,27.

Dans le cours de ces cinq années, il a été accordé au conseil de santé de Cherbourg, 176 congés de convalescence pour des affections de poitrine (25 pour bronchite chronique, 95 pour catarrhe pulmonaire chronique, 43 pour pleurésie chronique, et 13 pour tuberculisation

(1) *De l'influence des lieux marécageux sur le développement de la phthisie et de la fièvre typhoïde à Rochefort (Bulletin de l'Académie de médecine, t. X, p. 1041).*

pulmonaire) 43 congés de réforme pour les mêmes maladies (38 pour tuberculisation pulmonaire, 4 pour catarrhe pulmonaire chronique, 1 pour pleurésie chronique).

La fréquence des affections de poitrine, et notamment de la phthisie, à Cherbourg, est donc un fait incontestable. Il est impossible de s'en étonner, du reste, lorsqu'on connaît le climat de cette ville.

Quant aux marins, qui nous intéressent plus spécialement, ils sont loin de faire exception, ainsi qu'on va le voir.

TAB. N° 8. — *État des marins morts à l'hôpital maritime de Cherbourg, ou congédiés par le Conseil de santé de ce port, du 1er janvier 1850 au 1er janvier 1855.*

INDICATION DES MALADIES.	DÉCÈS SURVENUS EN					TOTAUX.	CONGÉS DÉLIVRÉS pendant ces cinq années.	
	1850	1851	1852	1853	1854		Réforme.	Convalescence.
Maladies diverses.	19	14	12	27	38	110	76	320
Phthisie pulmonaire.	7	5	8	6	7	33	17	8
Bronchite ou catarrhe pulmonaire chronique.	1	»	1	»	»	2	1	60 (1)
Pleurésie chronique.	1	»	1	»	1	3	»	15
Totaux.	28	19	22	33	46	148	94	403

Ainsi les affections chroniques de poitrine entrent parmi les marins, au port de Cherbourg, pour la proportion de 1 à 3,89 dans le chiffre des décès, de 1 à 5,27 dans celui des congés de réforme et de 1 à 4,85 dans les congés de convalescence. La phthisie entre pour la proportion de 1 à 4,48 dans les décès, de 1 à 2,84 dans les congés de réforme et dans les congés de convalescence, pour une proportion difficile à déterminer, en raison de l'incertitude que les bronchites chroniques introduisent dans les calculs.

Quant à Lorient et Rochefort, ils ne comptent que peu de marins; nous n'avons pas même d'hôpital dans le premier de ces ports, et

(1) Le médecin qui me transmet ce tableau l'accompagne de la note suivante : « Le plus » souvent les congés donnés aux phthisiques portent pour désignation de maladie, catarrhe » ou bronchite chronique. »

M. Lefèvre, dans le travail que j'ai cité, a prouvé que la phthisie sévissait dans le second, avec autant d'intensité que dans les autres.

Je devais aller enfin au-devant d'une dernière objection. M. Andral (*Additions au traité de l'auscultation médiate* de Laënnec) dans une note qui renferme, à mon sens, ce qui a été dit de plus judicieux sur la question qui fait l'objet de ce mémoire, M. Andral, dis-je, acceptant, sous toutes réserves, l'opinion généralement accréditée sur l'efficacité de la navigation, se hâte d'ajouter que si la phthisie suspend ses ravages à bord, ils recommencent à terre, et que les hôpitaux de la marine renferment autant de phthisiques que les hôpitaux militaires du centre de la France. Je viens de prouver qu'ils en renferment bien davantage, je vais démontrer maintenant que ce n'est point à l'arrivée en France qu'est dû ce résultat, que loin de suspendre ses ravages à bord, la tuberculisation pulmonaire y marche plus vite qu'à terre, que la mort des phthisiques en mer, loin d'être un fait extrêmement rare, est, au contraire, un fait déplorablement commun (voir le tableau n° 9 reporté à la fin de ce mémoire). Ce tableau est extrait des rapports de fin de de campagne déposés par les chirurgiens-majors des bâtiments dans les archives du conseil de santé de Brest. Je les ai distribués par stations. Nos stations navales correspondent aux commandements des Anglais, mais ne sont pas limitées de la même manière. Je n'ai pas fait entrer en ligne de compte les navires au sujet desquels les renseignements n'avaient pas toute la précision désirable. J'ai préféré faire porter mes calculs sur des chiffres moins imposants, mais d'une exactitude certaine. J'ai évité d'y comprendre aussi les nombreux navires qui, par la nature de leurs campagnes, ne pouvaient être rattachés à aucune station en particulier. C'est en joignant les résultats empruntés à ces derniers, à ceux que je viens de produire, que je suis arrivé au chiffre de 103 phthisiques morts en mer et de 62 renvoyés en France, sur environ 90 bâtiments de toute espèce. Je ferai observer encore que les hommes qui composaient ces équipages avaient été soumis à une épuration préalable au moment du départ. Il résulte du tableau n° 9 que dans les stations.

1° *Des Antilles.*

Sur 28 navires et 7288 hommes d'équipage, il y a eu :
    264 décès, dont 24 phthisiques, c'est-à-dire . . . . 1 sur 11
    188 renvois, dont 31 phthisiques, c'est-à-dire . . . . 1 sur 6,06

2° *Des mers du Sud, de l'Océanie et de la Nouvelle-Zélande.*

Sur 13 navires et 3829 hommes d'équipage, on a compté :
    124 décès, dont 39 phthisiques, c'est-à-dire. . . . . 1 sur 3,17
    17 renvois , dont 11 pour phthisie, c'est-à-dire. . . . . 1 sur 1,54

3° *De l'Inde et de la Chine.*

Sur 5 navires et 1028 hommes d'équipage, on a compté :
    95 décès, dont 13 phthisiques , c'est-à-dire. . . . . 1 sur 7,07
    22 renvois, dont 1 pour phthisie, c'est-à-dire. . . . . 1 sur 22

4° *Du Brésil et de La Plata.*

Sur 5 navires et 1323 hommes d'équipage, on a compté :
    60 décès, dont 9 pour phthisie , ou. . . . .?. . 1 sur 6,66
    19 renvois, dont 7 pour phthisie, ou . . , ... 1 sur 2,71

5° *Des côtes occidentales d'Afrique.*

Sur 31 navires et 3144 hommes d'équipage, on a compté :
    148 décès, dont 6 phthisiques, c'est-à-dire. . . . . 1 sur 24,66
    126 renvois, dont 14 pour phthisie, c'est-à-dire. . . . . 1 sur 9

Qu'enfin, pour toutes ces stations réunies, sur 82 navires et 16,612 hommes d'équipage, on arrive à un total de 691 décès, dont 91 phthisiques ou 1 sur 7,59, proportion presque double de celle de l'armée de terre exprimée par le rapport de 1 à 13,6. Qu'enfin, en comparant les décès dus à la phthisie, à l'effectif des équipages, on trouve qu'il est mort 1 phthisique sur 182 matelots, pour deux années en moyenne, ou 1 sur 364 par an, au lieu de 1 sur 578, que donne l'armée de terre.

La phthisie fait donc, dans l'armée de mer, dans nos différentes stations, presque toutes sous la zone torride, la moitié plus de victimes que dans l'armée de terre, en garnison.

Il m'a paru intéressant de rapprocher ces chiffres de ceux qui ont été obtenus dans la marine anglaise, et communiqués à l'Amirauté par le docteur Wilson (*Gazette médicale*, 1841, 2 octobre).

1° Commandement des Indes occidentales et de l'Amérique du Nord.

D'où l'on déduit la pro-
portion des décès par
phthisie, à la morta-
lité générale.

Pour 1000 hommes d'effectif. { 1486.3 malades . . . 19,6 morts. . . . . . } 1 sur 10,31
{ 4.8 phthisiques. . 1,9 phthisiq. morts. }

2° Commandement de l'Amérique du Sud.

Pour 1000 hommes . . . . . { 1310.7 malades . . . 8,9 morts. . . . . . } 1 sur 5,95
{ 3.2 phthisiques. . 1,5 phthisiq. morts. }

3° Commandement du cap de Bonne-Espérance et de la côte occidentale d'Afrique.

Pour 1000 hommes . . . . . { 1403 malades . . . 25,2 morts. . . . . . } 1 sur 16,80
{ 3.4 phthisiques. . 1,5 phthisiq. morts. }

4° Commandement de la Méditerranée et de la Péninsule.

Pour 1000 hommes . . . . . { 1304 malades . . . 11,1 morts. . . . . . } 1 sur 5,84
{ 5.4 phthisiques. . 1,9 phthisiq. morts. }

Ces chiffres se rapprochent beaucoup, comme on le voit, de ceux que nous avons obtenus pour la marine française; ils suivent la même proportion dans les différents pays, et confirment pleinement ce que j'avais avancé.

Il résulte de tout cela que, dans la marine anglaise, comme dans la marine française, dans nos ports, comme à la mer, à Toulon comme à Brest, comme à Cherbourg, dans l'Inde comme aux Antilles, partout où on peut le suivre, partout où on peut l'observer, le marin, malgré les mille dangers qui l'assiégent, malgré les innombrables causes de mort qui l'entourent et qui enlèvent à la phthisie une partie de ses victimes, lui paie encore un plus large tribut que le soldat, et si, pour justifier la navigation, on faisait intervenir dans le débat les fatigues inséparables de sa profession, je répondrais qu'il n'est donné à personne d'échapper à bord aux influences fâcheuses qui pèsent sur lui; que les brusques changements de température, que l'humidité constante sont pour tout le monde; qu'il en est de même des refroidissements causés à chaque instant par le passage subit de l'atmosphère étouffante que l'entassement des hommes crée dans l'intérieur du navire, à la température fraîche du pont. L'officier partage avec le matelot ces causes sans cesse répétées de bronchite et de pleurésie. Le chirurgien et le commissaire n'en sont pas exempts, et cependant ils sont retenus par la nature de leur service dans les parties basses du navire, ils ne sont point exposés, comme les officiers de marine et comme les matelots, au vent et à la pluie, pendant les longues heures du quart. A ce point de vue, ils sont placés dans les mêmes conditions qu'un passager, et cependant la phthisie ne les épargne guère. Sur 14 officiers de santé du port de Brest, morts depuis le 1er janvier 1851 jusqu'au 1er janvier 1854, 2 ont succombé à cette maladie. 1 sur 7! 2 autres ont été obligés de renoncer à la navigation pour le même motif.

Nous tirerons de tous ces faits une première conséquence pratique, et nous la proclamons avec toute la force d'une conviction basée sur une triste expérience, c'est qu'il faut interdire la profession de marin aux jeunes gens qui paraissent prédisposés à la tuberculisation pulmonaire.

C'est une idée qui paraît assez singulière au premier abord, que celle de conseiller comme remède, à de jeunes sujets d'une santé chétive, d'une constitution vicieuse, le plus pénible, le plus dangereux, le plus dévorant de tous les métiers, et cependant, nous voyons tous les jours arriver dans nos ports des jeunes gens de l'intérieur qui se destinent à quelqu'une des carrières navales et qui ont été amenés à cette détermination par les conseils de médecins étrangers à la marine et imbus des idées de Laënnec. La plupart de ces victimes d'une erreur médicale appuyée sur un grand nom, meurent avant le temps ou sont obligées de retourner dans leur famille et d'y attendre le terme fatal, à la faveur de congés de convalescence successifs, ou d'une mise en disponibilité.

Je sais qu'on ne peut assimiler complétement la position d'un marin à celle d'un malade qui n'embarque que dans le but de se rétablir. Le dernier peut choisir et le navire et la campagne, l'autre doit suivre la destination que lui inflige le hasard. La différence n'est pas toutefois aussi grande qu'on pourrait le croire. A part quelques nuances de bien-être, tous les navires se ressemblent au fond. Ils offrent tous au marin comme au passager la même humidité, le même contraste entre l'atmosphère intérieure et l'air qu'on respire sur le pont, et quant à la campagne, il me suffira de faire remarquer qu'à part quelques exceptions, tous les navires sur lesquels ont porté les observations précédentes, se trouvaient placés, au moment où elles ont été recueillies, sous les latitudes qu'on regarde comme les plus favorables aux phthisiques.

Sur quels raisonnements, sur quels faits pourrait-on s'appuyer pour établir qu'un milieu si nuisible pour ceux qui y passent leur vie, doive, par un singulier contraste, devenir salutaire pour ceux qui ne font que le traverser. Je me suis déjà expliqué sur le compte des faits qu'on allègue ; il n'est pas, je crois, nécessaire d'être bien sceptique pour ne pas s'en contenter. J'ai dit qu'il ne m'avait pas été donné d'observer de ces guérisons merveilleuses, et que mes confrères n'avaient pas été plus favorisés que moi. Les occasions d'observer de semblables malades ne sont pas fréquentes du reste. On se résigne facilement à passer quelques jours à bord d'un navire, pour se rendre sur un point déterminé, mais on prend avec un peu plus de peine le parti de faire une campagne de longue durée et cependant, ce serait, comme je l'ai dit, le seul moyen d'arriver à un résultat. Nous ne sommes plus au temps où les grandes familles d'Angleterre promenaient leurs phthisiques sur la Méditerranée ; en admettant qu'elles aient jadis eu cette habitude, elles l'ont complétement perdue aujourd'hui. Je ne me suis trouvé que deux fois à même de faire de pareilles observations. Le premier fait n'a pas laissé, dans ma mémoire, de souvenirs assez précis pour que je le rapporte ici, le deuxième a eu pour objet un gendarme qui se rendait à l'île de la Réunion. Au départ il était encore plein de vigueur et s'acquittait de ses obligations de service. Il entra au poste des malades peu de jours après l'appareillage ; il supporta toutefois assez bien la première moitié de la traversée, mais lorsqu'il fallut quitter la zone torride pour descendre dans l'hémisphère sud et doubler le cap de Bonne-Espérance, son état s'aggrava rapidement et je craignis de le perdre. Lorsque nous arrivâmes à Bourbon, la maladie avait fait de grands progrès ; une fois à terre, le changement de vie détermina chez lui une de ces améliorations fugitives, qui ont contribué à entretenir l'erreur des médecins, en ce qui touche à l'influence des pays chauds, mais il succomba dans l'année. Cet homme avait compté, comme tant d'autres, sur le voyage et sur le climat de Bourbon. Plusieurs de mes collègues ont eu l'occasion d'observer des faits analogues. A défaut de malades embarqués dans ce but spécial, il m'est facile de citer un grand nombre de phthisies suivies de mort, ou notablement aggravées, chez des marins, il est vrai, mais dans des circonstances identiques. Il suffit pour cela de puiser au hasard dans mes souvenirs ou dans les rapports de mes confrères.

I. M. P..., chirurgien-major de *la Tactique*, semblait jouir de la meilleure santé à son départ de France, pour la station de la Plata. Dans le cours d'une traversée de Montevideo à Maldonado, il est pris subitement d'une hémoptysie qui se répète plusieurs fois en quelques jours. Il entre à l'hôpital de Montevideo et deux mois après, il partait pour la France, dans un état désespéré, avec des cavernes au sommet des deux poumons. Il mourut au sein de sa famille, dans le courant de la même année. (M. Petit, chirurgien-major de la station) (1).

II. M. Ga..., second chirurgien de la corvette *la Victorieuse*, part pour les mers de Chine, le 12 décembre 1843. Il est atteint, peu de temps après le départ, d'une bronchite qui paraît légère. Dans les premiers mois de l'année 1844, des hémoptysies répétées surviennent et le malade suspend son service le 20 mai à Chusan. Il présente alors les signes suivants : matité et gargouillement sous la clavicule droite, mêmes signes à gauche, mais moins prononcés, crachats purulents, maigreur extrême, fièvre continuelle, sueurs nocturnes, diarrhée et mort le 15 septembre, quatre mois après avoir quitté son service. (M. Ribat, chiurgien-major de *la Victorieuse*.)

III. M. B..., chirurgien-major de *la Panthère*, part de Lorient, pour la station de la Plata, le 4 mars 1850. Des signes de phthisie apparaissent et s'aggravent rapidement. Il entre à l'hôpital de Montevideo et succombe au mois d'août, cinq mois après son départ de France. (M. Thèse, chirurgien-major de *la Panthère* son successeur.)

IV. M. F..., chirurgien-major de *l'Alecton* , offrait toutes les apparences d'une santé robuste, lorsqu'il partit pour la station du Sénégal, au mois de septembre 1851. Au bout d'un an, il est renvoyé en France, pour cause de phthisie ; il y arrive au mois de décembre 1852, dans un état désespéré, et succombe, l'année suivante, à Longy (Marne), au sein de sa famille.

V. M. D..., chirurgien auxiliaire de troisième classe, atteint de phthisie, aux Antilles, part de la Martinique à la fin de février 1850, sur la

(1) J'ai pris de nouveaux renseignements sur le compte de ce malade. Renvoyé en France, en mars 1848, il s'est retiré dans sa famille à Saint-Jean-d'Angely. Là, sa santé s'est améliorée au point de lui permettre de concourir pour un grade supérieur ; en octobre de la même année, son état a empiré pendant l'hiver , et il est allé mourir dans sa famille au mois de mai 1849.

gabare *la Girafe*, et meurt à la mer le 17 mars 1850. (M. Royre, chirurgien-major de la *Girafe*.)

VI. M. D.... élève de première classe, part de Brest pour l'Océanie, le 2 novembre 1846, sur la frégate *la Danaé*. Il tombe malade à Ténériffe, vers le 20 du même mois et suspend son service. La toux est modérée, l'expectoration presque nulle, il y a de la fièvre, de la dyspnée. Les pommettes sont saillantes et colorées, les yeux légèrement excavés : matité sous la clavicule gauche, respiration rude en ce point. Le 29 novembre, première hémoptysie. A partir de ce moment, les symptômes s'aggravent, les hémoptysies se répètent, la toux devient fréquente, l'amaigrissement se prononce et le 13 décembre, le malade s'éteint, six semaines après son départ, moins d'un mois après avoir cessé son service. On trouve, à l'autopsie, les poumons, le gauche surtout, farcis de tubercules. (Nédellec-Duverger, chirurgien-major de la *Danaé*.)

VII. M. S..., élève de deuxième classe, embarqué sur le brick *le Mercure*, station du Sénégal, est atteint au mois de décembre 1848, d'une pleurésie à la suite de laquelle les symptômes de la phthisie se montrent rapidement ; il est forcé de cesser son service le 8 décembre. Toux, dyspnée, fièvre constante, matité, puis gargouillement à droite, amaigrissement rapide, hémoptysies, expectoration caractéristique, etc. Il est déposé, le 21 janvier 1849, à bord de la corvette hôpital *l'Aube*, en rade du Gabon et succombe le 25. (Chanot, chirurgien-major du *Mercure*.)

VIII. M. M..., lieutenant de vaisseau, part en 1851, pour la station des Antilles. Bien que sa constitution pût paraître suspecte, il n'avait pas encore présenté de symptômes de tuberculisation pulmonaire ; l'année suivante, il revient en France, atteint de phthisie très avancée. Sous l'influence de la vie de famille, des eaux des Pyrénées, l'affection paraît ralentir sa marche ; il n'en succombe pas moins à Brest, en 1854, dans le marasme le plus profond.

IX. M. L..., lieutenant de vaisseau, avait été atteint à diverses reprises de bronchite, sans que l'examen le plus attentif permît de reconnaître chez lui l'existence de tubercules. Il part pour le Sénégal en 1849, sur un brick, et dix-huit mois après il était renvoyé en France, avec tous les signes de la phthisie confirmée ; depuis son retour en Europe, la maladie paraît stationnaire.

X. M. L..., lieutenant de vaisseau, part de Brest, le 28 avril 1841, sur la frégate *l'Érigone*, pour la station des mers de Chine. Cet officier, d'une très haute taille et d'une maigreur extrême, n'avait cependant présenté jusque là aucun symptôme de phthisie. Le 13 novembre 1841, il est pris subitement, à la mer, et pendant son quart, d'une violente hémoptysie; une large saignée, le repos en triomphent et la santé se maintient pendant sept mois. le 14 juin 1842, à Chusan, après un long trajet, fait en canot et sous une pluie battante, M. L... revient à bord, avec de la fièvre, une toux incessante, une douleur vive entre les deux épaules, et suspend son service. Tous les signes de la phthisie confirmée apparaissent successivement, et le 30 septembre, il est débarqué à Manille. Peu de temps après, il prend passage sur le trois-mâts français *l'Orient*, pour revenir en France, et succombe pendant la traversée.

XI. M. d'H..., élève de marine, paraissant doué d'une bonne constitution, part de Brest pour les mers de l'Inde et meurt, à Saint-Hélène, de phthisie pulmonaire.

XII. Défettable, matelot de *la Reine-Blanche*, entre le 11 juillet 1848 au poste des malades. Il paraît atteint de bronchite; le 16, il survient une hémoptysie abondante, qui se reproduit le 22. A partir de ce moment, les symptômes de la phthisie se succèdent avec une incroyable rapidité, et la mort a lieu le 8 septembre, le cinquante-septième jour de la maladie. On trouve à l'autopsie de nombreux tubercules ramollis et de petites cavernes au sommet du poumon droit, des tubercules crus à gauche. (Saillour, chirurgien-major de *la Reine Blanche*, campagne de l'Inde.)

XIII. Le boulanger du même navire, pendant le cours de la même campagne, entre pour la première fois au poste des malades, dans le mois de février 1848. Tous les signes de la phthisie apparaissent successivement. Toux incessante, crachement de sang, matité sous les clavicules, bientôt gargouillement dans les mêmes points, crachats purulents, sueurs nocturnes. Le malade entre à l'hôpital de Saint-Denis (île de la Réunion) et meurt quelques jours après, enlevé en moins de deux mois par une phthisie galopante. (Saillour, chirurgien-major de *la Reine Blanche*, campagne de l'Inde.)

XIV. Jaffrey, tonnelier de *l'Héroïne*, est atteint de phthisie pulmonaire, à Taïti, à la fin de 1846 et succombe, deux mois après l'apparition des premiers symptômes. On trouve à l'autopsie, de nombreuses cavernes dans le poumon droit, des tubercules en voie de ramollissement, dans le gauche. (M. Martmeau, chirurgien-major de *l'Héroïne*.)

XV. Pajot, matelot de *la Sérieuse*, part de Brest, pour les mers du Sud, le 1er novembre 1851. Il est atteint d'une phthisie pulmonaire qui parcourt ses périodes en quarante-sept jours. Expectoration purulente, sueurs nocturnes, diarrhée colliquative et mort dans le marasme, le 17 décembre de la même année. (M. Golfier, chirurgien-major.)

XVI. Rouxel, matelot du même navire, entré au poste des malades, en novembre 1850, meurt le 22 juin 1851, après avoir présenté la même série de symptômes que le précédent, mais après sept mois de maladie. (M. Golfier, chirurgien-major.)

XVII. Grenon, matelot de *la Constitution*, est atteint de phthisie, dans la Plata. Il est envoyé à l'hôpital de Montevideo, par M. Barailler, chirurgien-major de la frégate, le 29 novembre 1845, il y meurt le 5 janvier 1846. On trouve à l'autopsie, les poumons farcis de tubercules, le lobe supérieur du poumon gauche converti en une masse tuberculeuse. (M. Petit, chirurgien principal, chargé de l'hôpital de Montevideo.)

XVIII. Prigent, matelot de *l'Adour*, d'une constitution herculéenne, n'ayant jamais eu d'affections aiguës de poitrine, est atteint en rade du *Callao*, d'une phthisie galopante, qui parcourt ses périodes en deux mois, et meurt dans le marasme le plus profond, après avoir successivement présenté à l'auscultation tous les signes caractéristiques de cette maladie. (M. Duval chirurgien-major.)

Je pourrais, à ces faits particuliers, en ajouter une foule d'autres de la nature de ceux-ci :

La Dordogne prend à Toulon, en 1837, 17 convalescents pour les porter à Rochefort; elle perd 2 phthisiques dans cette traversée de quelques jours. (Laprairie, chirurgien-major.)

La Flore, en 1834, prend au Sénégal, 40 convalescents, dont 5 phthisiques, pour les rapporter en France; elle en perd 3, dans cette courte traversée. (Costet, chirurgien-major.)

La Loire, en 1831, prend des convalescents à la Martinique; elle en perd 10 en route, et dans le nombre se trouvent 2 phthisiques. (Fouret, chirurgien-major.)

La Somme prend, en 1847, des malades à Taïti; elle en perd 10 en chemin, 3 phthisiques se trouvent compris dans le nombre. (Debry, chirurgien-major.)

La Loire prend à Taïti, en 1849, 3 malades dont 2 phthisiques, l'un succombe en route, on est forcé de laisser l'autre à Valparaiso. (Gallerand, chirurgien-major.)

La Loire, en 1838, prend à Fort-Royal (Martinique), 23 malades, dont 4 phthisiques. Deux d'entre eux succombent dans la traversée. (Sagot, chirurgien-major.) Etc., etc.

Je sais tout ce qu'on peut objecter à des observations présentées d'une manière aussi sommaire, mais si j'avais adopté une autre forme, je me serais exposé à donner à ce mémoire des proportions exagérées. Si la phthisie, d'ailleurs, peut être méconnue dans sa première période, elle est, à l'époque de sa terminaison, d'un diagnostic si facile, que les erreurs doivent être bien rares, et qu'il était par conséquent inutile d'énumérer tous les symptômes que ces malades avaient présentés. La crainte d'être trop long m'empêche d'en produire un plus grand nombre. J'ai exprimé, du reste, ma manière de voir à ce sujet. Lorsqu'il s'agit de phthisie, les faits particuliers peuvent toujours être regardés, par ceux dont ils contrarient l'opinion, comme des exceptions adroitement rapprochées et si j'en ai rapporté quelques-uns, c'est seulement pour faire contre-poids à ceux qu'on allègue en faveur de la navigation, et pour donner, en même temps, quelques exemples de la rapidité avec laquelle la tuberculisation pulmonaire marche souvent à bord. Je suis bien loin de penser, du reste, que la mer y entre pour la plus grande part. Tous ces décès ont eu lieu dans les régions intertropicales, à quelques exceptions près, et c'est plutôt, à mon avis, le climat qu'il faut en accuser. Je les invoquerai de nouveau, quand il s'agira d'apprécier cette dernière influence.

La navigation ne convient donc aux phthisiques, ni comme carrière, ni comme moyen de traitement. A quel titre, du reste, pourrait-elle leur être profitable ? La raison, la logique, aussi bien que l'expérience, parlent en sa faveur, dit M, Bricheteau. Nous venons de prouver que les faits s'élèvent contre elle ; voyons donc si la logique et la raison tiennent un autre langage. On peut rattacher à quatre chefs principaux les arguments allégués par ses panégyristes. L'atmosphère maritime,

le mal de mer, le genre de vie, la température salutaire des régions
privilégiées vers lesquelles le navire emporte le malade.

1° L'atmosphère maritime est-elle bien salutaire pour les tuberculeux ? Tous les médecins n'en sont pas convaincus. « La phthisie (1)
» est particulièrement affectée aux côtes maritimes ; je ne sais pourquoi
» les anciens médecins envoyaient les phthisiques sur le bord de la mer,
» car, de nos jours, toutes les observations des praticiens, qui habitent
» les côtes de la Méditerranée, tendent à prouver que l'air marin est
» contraire au plus grand nombre des malades. »

« La rareté de la phthisie, sur les bords de la mer, ne saurait être
» admise, en thèse générale. Cette maladie (et tous les médecins des
» côtes que j'ai pu interroger à ce sujet me l'ont répété) enlève beau-
» coup de monde, et particulièrement beaucoup d'enfants. C'est peut-
» être pour n'avoir pas tenu compte de ce dernier fait, que mon cousin
» a pu la croire rare sur les côtes de la Bretagne, où elle ne l'est mal-
» heureusement pas du tout (2). »

« Rien n'est plus contestable, et à la fois plus contesté, que l'action
» bienfaisante de l'atmosphère maritime sur la diathèse tuberculeuse
» et si quelques contrées, sur le littoral, agissent d'une manière favo-
» rable sur les phthisiques, c'est évidemment, malgré les émanations
» maritimes, et non par elles (3). »

« L'air maritime est constamment imprégné d'une eau saline qui s'y
» insinue en imperceptibles gouttelettes, jusqu'à une grande hauteur,
» par l'agitation des vagues et par le souffle de la brise. Or ces particules
» de sel qui, à chaque inspiration, pénètrent avec l'air dans les ramifica-
» tions bronchiques exercent-elles une action nuisible ou salutaire ? La
» question est en litige chez nous, mais elle est résolue, en mauvaise
» part, dans le code de la médecine napolitaine. Nos confrères de
» Naples croiraient commettre un barbarisme thérapeutique, s'ils lais-
» saient un phthisique demeurer sur le rivage, et s'ils ne le faisaient
» transporter dans les quartiers les plus éloignés de la ville (4). »

Comment ces molécules d'eau de mer qui donnent aux lèvres une

(1) Fodéré, *Médecine légale et hygiène publique*, Paris, 1813.
(2) M. Laënnec, *Additions au traité de l'auscultation médiate*, t. II, p. 77.
(3) M. Boudin, *Traité des fièvres intermittentes*, Paris, 1842, p. 83.
(4) M. Requin, *Gazette médicale*, 1834, n° 41.

saveur salée et couvrent les objets d'une poudre blanchâtre, lorsqu'on
se promène sur le pont d'un navire sous voiles, comme le fait observer
M. Forget, qui, projetées sur la conjonctive, y causent un sentiment de
cuisson, ne seraient-elles pas irritantes pour la muqueuse délicate des
ramifications bronchiques? L'air de la mer, abstraction faite de cet
élément accessoire et dépouillé des principes balsamiques dont l'avait
doté l'imagination de Gilchrist, est pur sans doute, mais extrêmement
humide. Le vent de large entraîne avec lui d'épais brouillards, qui se
condensent et retombent en pluie fine, après les chaudes journées d'été.
Si la température en est plus uniforme, s'il est moins froid l'hiver et
moins chaud dans la belle saison, il est sujet, en revanche, à de brusques variations qu'amène le moindre changement dans la direction du
vent, à des perturbations continuelles, à des ouragans presque inconnus
dans l'intérieur des terres, et toutes ces conditions sont plus défavora-
bles aux phthisiques que le retour régulier de l'hiver.

Que penser enfin de cette autre assertion de Gilchrist, qu'on reproduit encore tous les jours : «Les rhumes sont très rares, dans les hautes
» mers ; c'est un fait connu de tous les marins. » Il n'est pas, au contraire, d'affection plus commune à la mer. Dans tous les rapports que
j'ai consultés, il était question d'épidémies de bronchite survenues à
l'occasion de variations atmosphériques : et, dans les tableaux annexés
à ces rapports, cette maladie figure, dans le chiffre total, pour une proportion qu'elle atteint à peine en France, dans la mauvaise saison.
Dans toutes mes campagnes, j'ai fait la même remarque, et, je le répète, il est impossible qu'il en soit autrement.

Les bords de la mer sont ravagés par la phthisie. Elle entre en Angleterre pour un sixième dans le chiffre de la mortalité générale. Elle
sévit avec intensité, sur les côtes de la Manche, de l'Océan, de la Méditerranée. Nous l'avons prouvé pour Brest, Toulon, Cherbourg, Rochefort ; nous le démontrerons bientôt pour Marseille, Gibraltar, Cadix,
Gênes, Naples, Livourne, Malte, les îles Ioniennes, et pour les rivages
et les îles sans nombre situées sous la zone torride ; nous partageons
donc l'opinion des auteurs auxquels nous avons emprunté quelques
citations.

2° Le mal de mer a été considéré par Robinson, par Fothergill, par
Reid, par Whitt, par Gilchrist, et plus récemment par M. Bricheteau,

comme la cause du soulagement éprouvé par les phthisiques. Reid cite des personnes qui étaient tourmentées par les vomissements, même lorsque le navire était à l'ancre, et cela pendant des années entières, sans que leur santé en fût manifestement altérée. Je ne conseille à personne de se fier à cette innocuité. J'ai eu, moi aussi, l'occasion d'observer des passagers (presque toujours des femmes), chez lesquels le mal de mer persistait avec une déplorable intensité, pendant des traversées de plusieurs mois, et je suis loin, dans ces cas exceptionnels, de le considérer comme inoffensif. Je l'ai vu produire des accidents graves, M. Forget en a cité de mortels, et, dans tous lescas, ces martyrs de la navigation débarquent dans un état de maigreur et de faiblesse qui ne peut qu'aggraver leur état, lorsqu'ils sont phthisiques. Il est infiniment rare, du reste, que le mal de mer atteigne ces proportions exagérées chez les hommes, et c'est presque exclusivement à ceux-là que les voyages sur mer sont conseillés. Dans l'immense majorité des cas, après un ou deux jours de vomissements, il n'existe plus qu'un peu de malaise, qui souvent persiste ou se reproduit lorsque la mer est un peu grosse, mais qui n'amène, en général, que de l'inappétence et de légères nausées. Je ne veux pas contester les avantages des vomissements d'une manière absolue, pourvu qu'ils ne soient pas poussés trop loin et qu'ils ne réduisent pas le malade à l'inanition, ainsi que cela arrive lorsque le mal de mer dépasse ses limites; mais comment croire, qu'un tuberculeux qui entreprend une campagne un peu longue, puisse attribuer son rétablissement, si tant est qu'il l'obtienne, à cette perturbation survenue au début ? Ne serait-il pas bien plus simple d'ailleurs de rester chez lui et de prendre des vomitifs dont il serait toujours le maître de mesurer et d'arrêter les effets ?

3° On a beaucoup insisté sur l'influence salutaire que peut produire un changement dans le genre de vie, et c'est là, je crois, le seul élément sur lequel on puisse compter. Les malades auxquels on peut conseiller de si coûteux remèdes, sont, pour la plupart, des hommes appartenant aux classes élevées de la société. A cet âge de la vie, où les passions parlent plus haut que la raison et dans des conditions de fortune qui permettent de les satisfaire, il est bien difficile de résister à l'attrait des plaisirs à l'aide desquels la jeunesse des grandes villes escompte trop souvent l'existence ; c'est déjà leur rendre un grand service que de les arracher à ce milieu. Une fois à bord, la vie la plus calme commence pour eux. Longues nuits de sommeil, repas réguliers, vie au grand air, distractions suffisantes pour entretenir l'activité intellectuelle sans la fatiguer, absence de toute préoccupation, silence des passions, conditions analogues, en un mot, à celles que tant de malades vont chercher aux eaux thermales, aux bains de mer, à la campagne. Si le bâtiment est bien disposé, si la campagne est bien choisie, si les circonstances météorologiques demeurent constamment favorables, s'il ne survient enfin aucun incident qui puisse compromettre leur santé fragile, il est possible qu'ils subissent une amélioration, mais il faudrait, pour assurer ce résultat, un navire spécial, réunissant un ensemble de conditions hygiéniques difficiles à réaliser à bord de ceux qui ont une mission à remplir, et changeant de climat et de localité, au gré des saisons et des variations de l'atmosphère (1). Dans ce cas encore, la navigation n'aurait pas grand'chose à revendiquer dans un succès qu'on aurait obtenu d'une façon moins dispendieuse et plus sûre, à la faveur d'un voyage par terre, ou d'un séjour suffisamment prolongé à la campagne.

4° Il me reste enfin à apprécier le rôle que peut jouer, dans les voyages sur mer, le changement de climat, et ceci me conduit à aborder la seconde partie de mon travail.

CHAPITRE Ier. — ÉMIGRATION DANS LES PAYS CHAUDS.

L'avantage que les phthisiques peuvent trouver à habiter les pays chauds est une question d'une plus haute importance et dont la solution présente en même temps plus de difficultés. C'est une opinion si ancienne, si généralement accréditée, qu'on semble avancer un paradoxe, lorsqu'on entreprend de l'ébranler. Pour beaucoup de médecins, c'est une vérité d'évidence. Tout le monde conseille aux tuberculeux d'éviter le froid et l'humidité, tout le monde redoute pour eux les abaissements de température et le long hiver de nos climats ; on leur fait entrevoir le retour de la belle saison comme le terme de leurs souffrances, et sans partager

______

(1) En dehors de ces garanties , si les malades sont réduits à s'embarquer sur un navire de l'État ou du commerce et à en suivre la destination, pour un dont la santé s'améliorera, peut-être, il y en aura dix qui succomberont.

ces illusions, le médecin se flatte du moins d'obtenir, à cette époque, un arrêt dans la marche de leur affection. Il paraît donc tout naturel de les envoyer chercher, sous un autre ciel, la chaleur et les beaux jours qui semblent prolonger leur existence. Il suffit, pour juger la question, dit M. Piorry(1), d'observer l'influence qu'exercent les saisons. Les maladies de poitrine sont beaucoup plus communes en hiver qu'en été. On a remarqué de tout temps que l'émigration, en sens inverse, provoquait le développement et l'évolution rapide des tubercules pulmonaires. Les singes meurent phthisiques après leur arrivée en Europe, tous les navigateurs le savent; je doute même, malgré la confiance que m'inspirent toutes les assertions de M. Latour, que l'administration du sel marin puisse être un préservatif certain contre leur inexorable maladie; mais, sans chercher, dans la série animale, des exemples peu concluants, du reste, comme l'a fait observer M. Louis, l'espèce humaine nous en présente d'incontestables preuves.

Les nègres du Sennaar deviennent tuberculeux en Égypte, ainsi que l'a observé Clot-Bey. A Ceylan, à Bourbon, à Maurice, la phthisie fait de grands ravages parmi les nègres de la côte d'Afrique, mais ils succombent bien plus rapidement encore en Europe, Le bagne de Brest renferme un certain nombre de noirs de nos colonies condamnés aux travaux forcés. Leur mortalité est effrayante. Elle dépasse 15 pour 100 dans certaines années. Tous, à part de rares exceptions, meurent de phthisie pulmonaire. Elle marche parfois, chez eux, avec la rapidité d'une pneumonie. Dans les autopsies de condamnés, dont j'ai cité plus haut le dépouillement, il en est une trentaine qui ont eu des nègres pour objet. C'est à peine si j'en ai rencontré 4 ou 5 exempts de tubercules. Encore avaient-ils succombé peu de temps après leur arrivée au bagne. Les autopsies m'ont permis, pour le dire en passant, de constater l'exactitude de l'observation faite par Clark, sur la fréquence des tubercules, dans des organes autres que le poumon, chez les hommes de cette couleur.

Je suis loin de vouloir contester l'importance de ces faits, mais je ne les crois pas sans réplique. L'influence de la race entre pour beaucoup dans cette mortalité des noirs. Depuis l'abolition de l'esclavage, beau-

____

(1) *Bulletin de l'Académie de médecine*, Paris, 1836, t. I, p. 47.

coup de familles créoles ont quitté les colonies, et principalement les Antilles, pour se fixer en France. Des relations antérieures, des alliances en ont engagé un assez grand nombre à s'établir à Brest, et, bien que je ne puisse à cet égard produire de chiffres, je suis en mesure d'affirmer qu'elles n'ont pas compté jusqu'ici plus de phthisiques que le reste de la population. Il en est de même des jeunes créoles engagés dans les régiments d'infanterie de marine. En admettant qu'il en fût autrement, cela ne prouverait qu'une chose, c'est que la phthisie ne s'acclimate pas. Je serais d'autant plus disposé à le croire, qu'il y a le plus souvent avantage à renvoyer en France les Européens chez lesquels la phthisie s'est déclarée pendant leur séjour dans les colonies. C'est une mesure adoptée depuis longtemps parmi nous, et j'ai eu l'occasion de citer plusieurs cas de tuberculisation pulmonaire entravée dans sa marche par le retour en Europe. Les observations n° 1, 8, 9 en font foi.

Les Anglais l'ont constaté comme nous. « Tous les jours, dit Wilson » (rapport cité), on dirige, des contrées du nord de l'Europe, vers les » bords de la Méditerranée, des sujets atteints de bronchite suspecte, » de catarrhe pulmonaire chronique, et même de phthisie confirmée; » eh bien ! des trois commandements que nous venons de passer en re- » vue, c'est celui de la Méditerranée dans lequel le chiffre de ces dif- » férentes affections pulmonaires est le plus élevé, ainsi que celui des » morts qu'elles déterminent. Ce qui est plus surprenant encore et ce » qui ressort cependant des nombreux faits recueillis sur l'escadre de la » Méditerranée et sur celle de la mer du Sud, c'est que, chez les sujets » qui y ont été atteints de bronchite et chez lesquels elle marche sou- » vent avec tant de rapidité, vers une terminaison funeste, on peut arrê- » ter cette maladie en renvoyant en Angleterre celui qui en est affecté. » La même observation a été faite dans les recherches statistiques, sur » la mortalité des troupes anglaises. »

Si les phthisiques souffrent moins en France dans l'été que dans l'hiver, cela ne prouve pas qu'ils doivent toujours se bien porter dans les pays chauds. Il faudrait pour cela qu'ils pussent y trouver un été perpétuel, et c'est ce qui n'arrive pas. Les saisons y sont sans doute moins tranchées, la température présente des différences moins considérables dans le cours d'une année, mais, en revanche, les variations diurnes y sont plus fréquentes et plus prononcées, et ce sont celles-là

surtout qui sont préjudiciables aux tuberculeux. Souvent, dans les régions équatoriales, à la suite d'un changement dans la direction du
vent, le thermomètre descend, en quelques heures, de 10 à 12 degrés,
et parfois davantage. Cet abaissement brusque est d'autant plus vivement senti, qu'il succède à de brûlantes chaleurs, et qu'il surprend
le corps dans un état de moiteur habituel sous ces latitudes. Les impressions de chaud et de froid sont essentiellement relatives. L'organisme n'apprécie que des différences. Je me souviens encore de l'im-
pression pénible que j'éprouvais au Bengale, pendant la saison la plus
chaude de l'année, lorsqu'à la chute du jour, à la suite de violents
orages, le thermomètre descendait brusquement de 33 ou 34, à 26 ou
27 degrés. L'équipage du navire sur lequel je me trouvais, et qui était
alors mouillé dans le Gange, m'offrit une véritable épidémie de bronchite. Je me rappelle combien, au retour de ces voyages dans l'Inde,
ou de nos stations à Madagascar, nous avions de peine à supporter les
fraîches soirées de Bourbon, au mois de juin et de juillet. Il ne faut
donc pas se faire illusion, les pays chauds ont aussi leurs refroidissements, leurs suppressions de transpiration, et cela est si généralement reconnu, qu'aux colonies, comme en France, le vulgaire leur
attribue, comme les médecins, la plus grande partie des affections
aiguës. Ce qui est certain encore, c'est qu'à part certaines localités, les
bronchites, les pleurésies, les pneumonies n'y sont pas rares, et que la
phthisie n'en sévit pas moins, dans les pays qui jouissent d'une sorte
d'immunité au point de vue des affections aiguës de poitrine. L'influence qu'exercent celles-ci sur la marche de la tuberculisation pulmonaire est incontestable. Bien que séparées par toute la distance qui
existe, dans le cadre nosologique, entre les phlegmasies et les productions hétérologues, elles marchent le plus souvent de concert. Dans nos
climats, la phthisie s'avance vers le terme fatal, sous l'impulsion réi-
térée d'inflammations partielles allumées autour des foyers tuberculeux.
Chacune de ces affections des bronches, de la plèvre, ou du poumon,
fait franchir au malade un des degrés de cette pente qui le conduit au
tombeau, mais, sous la zone torride, elle n'a pas besoin de ce secours,
elle se suffit à elle-même, et c'est un des caractères les plus remarquables qu'elle puisse revêtir sous ces latitudes.

Tant qu'on maintiendra du reste, la question dans ces termes vagues de pays chauds et de marche de la tuberculisation pulmonaire, on ne peut espérer d'arriver à un résultat positif.

Il faut, en ce qui concerne le climat, distinguer les régions situées au voisinage de l'équateur, de celles qui en sont plus éloignées ; il faut faire plus, il faut descendre jusqu'à l'examen des localités en particulier. C'est le seul moyen de donner, à de semblables recherches, une utilité pratique ; car, en présence d'un cas particulier, ce que demande le médecin, c'est l'indication exacte des lieux qu'il doit interdire à son malade et de ceux dont il doit permettre ou conseiller le séjour. En ce qui a trait à la maladie, il importe, comme le font remarquer tous les auteurs, de prendre en grande considération la phase à laquelle elle est parvenue.

Je commencerai donc par diviser les pays chauds en deux zones. La première, comprise entre les deux tropiques; la seconde, nécessairement double, limitée pour l'hémisphère nord, par la ligne isotherme qui porte le n° 15 sur la carte dressée par M. Boudin (1), et qui correspond à peu près au 45ᵉ degré de latitude pour l'ancien continent et au 41ᵉ degré de latitude pour le nouveau : limitée, dans l'hémisphère sud, par la ligne n° 15 de cette même carte, qui répond au 38ᵉ degré de latitude environ. Cette détermination ne cadre pas avec la division des climats adoptée dans les traités d'hygiène, mais je la trouve trop importante, au point de vue de la phthisie, pour y renoncer. J'espère prouver, en effet, que, sous la zone torride, la tuberculisation pulmonaire marche avec plus de rapidité qu'en Europe, et que l'émigration est fatale pour les tuberculeux qui vont y habiter.

Cette opinion est celle de l'immense majorité des médecins en chef de nos colonies. C'est celle de M. Cornuel, premier médecin en chef à la Guadeloupe (aujourd'hui en retraite); de M. Dutroulau, premier médecin en chef à la Martinique; de M. Laure, second médecin en chef à Cayenne, qui partage à cet égard l'opinion de Segond, l'un de ses prédécesseurs. Elle a été émise, pour le Sénégal, par MM. Raoul et Fonssagrives, médecins professeurs ; pour l'île de la Réunion, par M. Lepetit, second médecin en chef ; pour l'Inde, par M. Collas, chirurgien principal. Elle est partagée par les nombreux chirurgiens qui ont été à même

(1) Boudin, *Carte physique du globe terrestre*, Paris, 1854.

de constater les ravages effrayants que fait la phthisie dans nos possessions de l'Océanie. Je l'ai trouvée exprimée, à propos du décès de chaque phthisique, dans la plupart des rapports que j'ai consultés. Depuis de longues années, les médecins de nos colonies protestent contre l'envoi des phthisiques venus de France, ils y renvoient au contraire les marins et les soldats atteints sous ces latitudes. Enfin, dans une circonstance récente, M. l'inspecteur général vient de donner la sanction de sa haute expérience à cette manière d'agir. Je sais qu'il existe, parmi les chirurgiens de la marine, quelques rares dissidents; je sais qu'ils peuvent opposer quelques faits, en apparence favorables, à la longue liste de confrères qui ont payé de leur vie leur confiance dans le climat des tropiques ou qui ont été forcés de l'abandonner, mais l'exception ne peut pas infirmer la règle, et l'opinion d'un seul, quelque poids qu'elle puisse avoir, ne saurait prévaloir contre l'opinion de tous. Je tenais à montrer que cette manière de voir n'est pas individuelle, qu'elle est partagée par presque tous les membres d'un corps qui a puisé les éléments de sa conviction dans le monde entier. J'ai prouvé précédemment qu'elle était accréditée dans la marine anglaise, et que les médecins de cette nation renvoyaient, comme nous, les tuberculeux de leurs colonies en Europe (1), je vais passer maintenant à l'exposé des faits sur lesquels elle est basée.

On a cherché jusqu'ici à résoudre cette question, en établissant, pour chaque localité, le degré de fréquence de la phthisie dans la population. Ce n'est pas, à mon avis, suivre une marche bien rationnelle. La race, le genre de vie, une foule de causes indépendantes du climat, peuvent faire varier, en effet, le chiffre des phthisiques, sans qu'on puisse en tirer de conclusion, relativement aux Européens qui sauraient s'entourer de toutes les précautions exigées par leur état. La question consiste

---

(1) « Les médecins anglais qui ont écrit sur les maladies des pays équatoriaux sont tous
» d'accord, pour affirmer que les étrangers qui abordent en particulier, aux Indes occidentales,
» avec une disposition phthisique, voient très promptement leurs accidents de poitrine s'exa-
» gérer. Le docteur Ferguson, par exemple, dit qu'à la Jamaïque, la marche de la phthisie
» pulmonaire ressemblait chez les Anglais, qui arrivent dans cette île, à la marche d'une
» maladie aiguë. Dans notre Europe même, l'été des pays chauds est funeste aux maladies de
» poitrine. » (M. Andral, *Addition a Laënnec.*)

 « La grande chaleur paraît exercer une influence puissante comme prédisposante aux affec-
» tions tuberculeuses. » (Clark, *Traité de la consomption pulmonaire.*)

à savoir ce que deviennent les phthisiques transportés d'un climat dans
un autre. Il faudrait, pour la résoudre, envoyer, dans chaque localité,
des malades dont l'état aurait été préalablement constaté, et les suivre
dans leur nouvelle résidence. Mais, pour que l'expérience fût concluante, elle devrait être faite sur une grande échelle, et c'est ce qu'il
est impossible de réaliser. On peut, ce me semble, arriver à peu près
au même but d'une autre manière. Il suffit, pour cela, de prendre, dans
un même pays, un certain nombre d'hommes du même âge, soumis au
même régime, aux mêmes occupations, menant un genre de vie identique
en un mot, d'en envoyer la moitié dans les pays chauds, de garder le
reste en France, et de voir, au bout de quelques années, dans quelle ca-..
tégorie la phthisie a fait le plus de victimes, parmi ceux qui en portaient le germe. Or, cette expérience se fait depuis bien longtemps,
elle se continue chaque jour et sur des bases assez larges, pour
offrir toutes les garanties désirables. Nos colonies sont desservies par
des régiments spéciaux qui composent le corps de l'infanterie de marine, et dont le nombre, de trois qu'il avait été jusqu'ici, vient d'être
porté à quatre. Cette arme se recrute aux mêmes sources que l'infanterie de ligne, elle est soumise aux mêmes lois ; le soldat s'y trouve
placé dans des conditions de nourriture, de logement, de solde et de
services identiques. La seule différence qui existe entre elles est celle
du climat. On peut donc en apprécier l'influence dans toute sa pureté,
en prenant l'armée de terre pour terme de comparaison. Or, ainsi qu'on
va le voir, la phthisie fait bien plus de ravages dans l'infanterie de marine. Elle entre, il est vrai, pour une moindre proportion dans le chiffre
des décès aux colonies, mais, comme la mortalité y est beaucoup plus
forte, malgré les ravages causés par les affections endémiques qui enlèvent à la phthisie quelques-unes de ses victimes et tendent à abaisser
son chiffre, sur un nombre donné de soldats de l'infanterie de marine
et de l'armée de terre, il en meurt plus de phthisie, dans le premier
corps que dans le second.

J'emprunte à l'excellente thèse de M. Godineau, chirurgien de deuxième
classe de la marine (Thèses de Montpellier, année 1844, n° 3), les
tableaux suivants qu'il a dressés sur les lieux et d'après des documents
officiels :

TAB. N° 10. — *Indiquant l'effectif, la mortalité des troupes et le rapport de la mortalité à l'effectif, pendant la période de vingt-quatre ans, comprise entre 1819 et 1842 (1).*

COLONIES.	TOTALITÉ de l'effectif pend. les 24 ans.	MOYENNE annuelle.	TOTALITÉ des décès.	MOYENNE annuelle.	PROPORTION pour 100.
Martinique.	48651	2027	5390	224	11
Guadeloupe et dépendances.	46252	1927	4911	204	10,5

La mortalité annuelle est donc de 11 pour 100 à la Martinique et de 10,5 pour 100 à la Guadeloupe.

Si nous voulons savoir maintenant ce que devient un nombre déterminé de soldats de ces mêmes régiments, pendant les quatre années qu'il passent aux Antilles, avant de revenir en France, le même travail nous l'apprendra.

Il résulte des chiffres fournis par M. Souty et des calculs auxquels

TAB. N° 11. — *État des décès survenus de 1816 à 1842, dans les hôpitaux des Antilles, parmi les soldats de la garnison (2).*

CAUSÉS DES DÉCÈS.	MARTINIQUE.				GUADELOUPE.		ANTILLES RÉUNIES.
	F.-Royal.	St-Pierre.	Le Marin.	La Trinité.	Basse-T.	Pointe-à-Pitre.	
Maladies diverses. . . .	3287	2232	135	247	4008	1115	11417
Phthisie pulmonaire. .	152	86	7	6	108	28	388
Totaux. . . .	3439	2318	142	253	4116	1143	11805
Proport. de la phthisie à la totalité des décès.	$\frac{1}{42,16}$	$\frac{1}{26,95}$	$\frac{1}{17,75}$	$\frac{1}{42,16}$	$\frac{1}{38,11}$	$\frac{1}{40,82}$	$\frac{1}{30,42}$

(1) Dans le tableau original, ces chiffres sont établis année par année, il m'a paru inutile de reproduire tous ces nombres ; je me suis borné à en prendre le total, en renvoyant pour les détails   la thèse de M. Godineau, page 183.

(2) M. Godineau, dans une série de tableaux, indique, année par année, pendant toute la

se livre M. Godineau et qu'il serait trop long de reproduire, que des quatre premiers mille hommes qui ont figuré au second régiment de marine, il en est mort 1652 ou 41 pour 100.

Voyons maintenant quelle est la part qui revient à la phthisie, dans cette mortalité (voir le tableau n° 11).

La phthisie entre donc dans la mortalité générale pour 1 sur 30,42, aux Antilles, et comme la mortalité annuelle est de 11 pour 100, celle que cause la phthisie est de 0,36 pour 100, ou de 1 sur 277 hommes. Si nous comparons ces résultats obtenus en 26 années, sur près de cent mille soldats, à ceux que donne Benoiston de Châteauneuf, pour l'armée de terre (1), nous avons les proportions suivantes :

	Armée de terre.	Infanterie de marine.
Mortalité annuelle	2,25 p. 100.	11 p. 100.
Proportion de la phthisie comparée à la totalité des décès	1 à 13,6 p. 100.	1 à 30,42 p. 100.
Proportion des décès dus à la phthisie par rapport à l'effectif.	1 sur 578 soldats.	1 sur 277 soldats.
Proportion des décès dus à la phthisie sur 100 hommes.	0,16 p. 100.	0,36 p. 100.
Proportion des décès dus à la phthisie sur 10000 hommes.	16 décès de phthisiques par an.	36 décès de phthisiques par an.

La mortalité dans l'infanterie de marine, pour cause de phthisie, est donc un peu plus du double de celle qu'on observe dans l'armée de terre.

Les recherches s'arrêtent à 1842 ; j'ai voulu me procurer des renseignements plus récents, et ceux que j'ai obtenus m'ont permis d'établir, pour nos colonies des Antilles et de la Guyane, le tableau suivant :

période, et pour chacun de ces hôpitaux en particulier, le nombre des décès dus à chacune des maladies. Il a fait le même travail sur l'ensemble des troupes aux Antilles qui comprennent, indépendamment de la Martinique et de la Guadeloupe, de petites îles sans importance, et n'ayant qu'une faible garnison, dont les pertes sont comprises aussi à la huitième colonne. C'eût été sortir de mon sujet, que de reproduire dans tous leurs détails ces intéressantes statistiques, je me suis borné à en extraire ce qui a trait à la phthisie, en réunissant dans un même chiffre les résultats des vingt-six années.

(1) *Annales d'hygiène publique et de médecine légale*, Paris, 1833, t. X, p. 239.

Tab. N° 12. — *Décès survenus, parmi les soldats d'infanterie de marine, dans les hôpitaux des Antilles et de Cayenne pendant l'année 1853.*

COLONIES.	HÔPITAUX.	MALADIES DIVERSES.	PHTHISIE PULMONAIRE.	TOTAUX.	PROPORTION.
Guadeloupe et dépendances.	Basse-Terre . .	107	7	114	280 décès, 11 phthisiques, 1 sur 25,45
	Pointe-à-Pître. .	76	4	80	
	Saintes.	58	0	58	
	Marie-Galante .	18	0	18	
	Camp Jacob . .	8	2	10	
Martinique. . .	Fort-de-France.	103	12	115	169 décès, 17 phthisiques, 1 sur 9,95
	Saint-Pierre . .	49	5	54	
Guyane.	Cayenne	93	5	98	1 sur 19,60
	Totaux.	512	35	547	1 sur 15,48

Si maintenant, nous prenons pour représenter le chiffre si mobile de la garnison de nos colonies, la moyenne des 24 années sur lesquelles ont porté les recherches de M. Godineau, elle nous donne le résultat suivant :

1853.	Guadeloupe.. . .	1927 soldats	11 phthisiques morts.	1 sur 175
—	Martinique. . . .	2027 id.	17	id.	1 sur 119
—	Cayenne.	828 id. environ	5	id.	1 sur 165

En admettant que le chiffre de la garnison ait été un peu plus élevé que nous ne l'avons supposé, la mortalité par la phthisie n'en est pas moins sensiblement plus considérable que de 1816 à 1842, et surtout beaucoup plus forte que dans l'armée de terre.

Tous les soldats phthisiques, ai-je dit, ne succombent pas dans les hôpitaux de nos colonies, on a depuis longtemps l'habitude de les renvoyer en France ; il fallait donc faire pour l'infanterie de marine ce que j'ai fait pour les matelots, et déterminer la proportion de la phthisie dans ces renvois. Avant 1844, ils s'opéraient à la faveur des gabares et des corvettes de charge, chargées d'approvisionner nos stations. Elles portaient des soldats pour renouveler la garnison et rapportaient les malades. Depuis 1844, un navire hôpital est employé à ce dernier service, il fait en moyenne trois voyages par an. C'était dans le principe une corvette de charge, la *Caravane* ; depuis 1851, elle a été remplacée par la frégate l'*Armide*, qui prend 110 à 120 malades à chaque campagne, et ramène ainsi tous les ans en France 350 malades environ. Je n'ai pas pu me procurer de renseignements précis sur tous les voyages de transport ; cependant en ne tenant compte que de ceux qui m'ont présenté toutes les garanties désirables, j'ai pu asseoir mes calculs sur une base assez large pour qu'ils soient concluants. Il suffira, pour en juger, de jeter un coup d'œil sur le tableau suivant.

Tab. N° 13. — *Malades renvoyés des colonies en France, en congé de convalescence, sur des navires de transport et sur le navire hôpital.*

NAVIRES.	SÉNÉGAL.			CAYENNE.			MARTINI-QUE.			GUA-DELOUPE.			OCÉANIE.			CAYENNE, MART., GUAD., sans dist.		
	Maladies diverses.	Phthis.	Total.	Maladies diverses.	Phthis.	Total.	Maladies diverses.	Phthis.	Total.	Maladies diverses.	Phthis.	Total.	Maladies diverses.	Phthis.	Total.	Maladies diverses.	Phthis.	Total.
20 nav. de transport, de 1838 à 1844	84	5	89	21	8	29	97	14	111	134	10	144	103	14	117	»	»	»
Caravane, de 1844 à 1851 . . .	34	3	37	73	17	90	316	17	333	293	27	320	»	»	»	165	9	174
Armide, de 1851 à 1855	16	»	16	218	31	249	432	47	479	426	19	445	»	»	»	»	»	»
Totaux. . .	134	8	142	312	56	368	845	78	923	853	56	909	103	14	117	165	9	174

Sur 2633 malades rapportés en France, à diverses époques, de nos colonies, 221 étaient atteints, comme on le voit, de phthisie pulmonaire. La proportion des phthisiques à la totalité des hommes renvoyés en congé de convalescence est donc de 1 sur 11,91, proportion beaucoup plus forte que celle que nous avons trouvée pour les décès et qui confirme pleinement ce que nous avons avancé, c'est-à-dire que depuis de longues années, on a, dans nos colonies, l'habitude de renvoyer les phthisiques en France, ce qui tend à abaisser d'autant la proportion de leurs décès dans les hôpitaux desquels ils proviennent. Il n'a été jusqu'ici question que des garnisons des Antilles et de Cayenne, et je les ai fait passer en première ligne, parce qu'elles sont de beaucoup les plus nombreuses; mais si nous traversons l'océan Pacifique pour nous transporter à Taïti, nous y trouvons un chiffre de phthisiques bien autrement considérable. Ces îles si vantées sont peut-être le point du globe qui en renferme le plus. Dans le cours d'une longue station aux îles de la Société, le docteur Erhel, chirurgien-major de la *Loire*, a fait, sur les registres de l'hôpital de Papeete, le relevé des entrants et des morts, dans la garnison, pendant une période de quatre années, du 1er janvier 1845 au 1er janvier 1849. Ce relevé lui a donné 2207 malades, dont 30 phthisiques, et 123 décès, dont 27 phthisiques. Il y a donc eu, dans la garnison, pendant ce laps de temps, 1 phthisique sur 73,33 malades; il en est mort 1 sur 4,55 décès, proportion énorme à laquelle nous n'étions pas encore arrivés.

Comparons maintenant ces résultats à ceux qui ont été obtenus pour les colonies anglaises par M. A. Mc. Tulloch et publiés par M. Genest (1).

COLONIES.	EFFECTIF de la garnison.	NOMBRE des malades.	NOMBRE des décès.	NOMBRE des cas de phthisie.	PROPORTION des phthisies par rapport à l'effectif.
Petites Antilles . 20 ans.	86661	164935	6803	1023	1 sur 84 soldats.
Jamaïque . . . . 20 ans.	51567	93455	6254	661	1 sur 78 id.
Ile Bahama . . . 20 ans.	535	765	107	4	1 sur 133 id.
Honduras . . . . 15 ans.	320	387	33	1	1 sur 320 id.
Sierra-Leone . . 18 ans.	1843	5489	890	3,8	1 sur 485 id.
Sainte-Hélène . . 6 ans.	5908	4360	150	25	1 sur 236 id.
Maurice . . . . . 5 ans.	19273	19134	787	137	1 sur 140 id.
Totaux	166107	288525	15024	1854,8	1 sur 89 soldats.

Il est à regretter qu'on n'ait pas indiqué dans ce tableau le nombre des décès dus à la phthisie, cette omission lui ôte une grande partie de sa valeur; il suffit toutefois pour montrer l'extrême fréquence de cette maladie dans les troupes anglaises, aux colonies, puisqu'elle y atteint 1 homme sur 89, tandis que la même statistique appliquée à l'Angleterre, par le même médecin, ne donne que 1 phthisique sur 156 soldats, presque la moitié moins.

(1) *Gazette médicale de Paris*, 1843, p. 578.

Nous pouvons donc conclure, comme nous l'avons déjà fait pour l'armée de mer, qu'en Angleterre, comme en France, les troupes qui résident dans les colonies situées sous la zone torride perdent beaucoup plus de phthisiques que celles qui restent en Europe. En supposant que sur 100,000 individus observés de part et d'autre (c'est à peu près le chiffre sur lequel nous avons basé nos calculs, pour l'infanterie de marine) il y en ait un nombre à peu près égal de tuberculeux, ou de disposés à le devenir, il en succombera, dans le même laps de temps, à peu près le double parmi ceux qui iront habiter sous la zone torride. La phthisie y arrive donc deux fois plus vite à son terme fatal, même alors que l'émigration a eu lieu, à l'époque considérée comme la plus favorable, c'est-à-dire à son début et dans sa période latente, si je puis me servir de cette expression.

Une semblable démonstration n'a pas besoin de l'appui des faits particuliers. Je rappellerai toutefois que tous les décès rapides que j'ai mentionnés, à propos de la navigation, ont eu lieu dans les pays chauds. Or, sur 18 observations, 8 fois la mort est arrivée avant la fin du deuxième mois et, si l'on songe à la rareté de la phthisie aiguë en France, rareté telle, que sur 114 observations, M. Louis (1) n'en cite que 5, on ne pourra s'empêcher de trouver dans ce fait la confirmation de mon opinion :

Le corps des officiers de santé de la marine, ai-je dit, a maintes fois fait, à ses dépens, l'expérience des climats équatoriaux. Plusieurs de nos confrères, atteints de phthisie, sont entrés dans le service colonial, par voie de permutation, dans l'espoir d'y améliorer leur santé. Tous sont rentrés en France, au bout d'un temps assez court, dans un état plus grave qu'à leur départ, et se sont vus réduits à solliciter leur mise en non-activité. Je puis en citer quelques exemples récents qui me reviennent en mémoire (2).

I. — M. ..... était atteint de phthisie, lorsqu'il fut reçu chirurgien de 1ʳᵉ classe. Il demanda à servir, dans son nouveau grade, à la Martinique; son état s'y est promptement aggravé, et, après de nombreuses suspen-

(1) *Recherches anatomiques, pathologiques et thérapeutiques sur la Phthisie*, Paris, 1843, p. 422.

(2) Le sentiment de réserve qui me force à produire ces faits, sans dates, sans détails, sera compris de tout le monde. Il s'agit de personnes qui vivent encore, de médecins sous les yeux desquels ce travail peut tomber un jour.

sions de service, il est rentré en France en congé de convalescence. Après avoir, pendant un an, fréquenté les eaux thermales les plus renommées, il s'est vu forcé de demander sa mise en disponibilité, pour infirmités temporaires.

II. — M....., chirurgien de 3e classe, atteint de phthisie, fut attaché à la Guadeloupe. Au bout de deux ans, il fut obligé de fuir le climat dont il avait recherché l'influence, et de revenir au port de Toulon, par voie de permutation avec un de ses collègues. Il ne put continuer ses services et fut mis en non-activité.

III.—M. ......, chirurgien de 2e classe, après avoir vainement demandé son rétablissement à la navigation dans les pays chauds et au séjour dans nos colonies, s'est vu réduit, comme les précédents, à solliciter sa mise en disponibilité, et, au bout de trois ans, il a fallu le mettre en réforme.

IV. — M. ....., reçu chirurgien de 3e classe le 16 janvier 1850, demande à aller servir à la Guadeloupe, dans l'espoir de voir s'améliorer une maladie dont il ne pouvait se dissimuler le caractère. Il arrive aux Antilles, le 27 avril 1851. Son état s'aggrave très rapidement, et le 23 mai 1853, il rentre en France dans un état désespéré. Renvoyé dans sa famille, en congé de convalescence, il y meurt le 7 juillet 1854, dans le marasme le plus profond.

V. — M. D..., dont nous avons déjà parlé (observation n° 5), n'a pas retiré plus d'avantages de son séjour aux colonies. Forcé, comme les précédents, de revenir en France, il est mort à la mer, peu de jours après son départ.

Si nous ajoutons à cette liste les médecins qui font le sujet des observations n° 2 et n° 4, nous arrivons à compter, en quelques années, sept de nos confrères chez lesquels la phthisie s'est déclarée ou aggravée dans les régions intertropicales. Deux autres en ont puisé le germe dans la Plata, et sont venus mourir, l'un à l'hôpital de Montevideo, l'autre en France.

Je ne connais qu'un seul fait qu'on puisse opposer à ceux-là, c'est celui de M. ......, dont l'existence presque tout entière s'est passée aux colonies, et dont la santé s'est soutenue jusqu'ici, bien qu'il soit phthisique depuis de longues années. Il se porte mieux aux colonies qu'en Europe.

Abstraction faite de cette marche plus rapide, la tuberculisation pulmonaire présente dans son cours quelques différences qu'il importe de signaler.

Elle se suffit à elle-même, ai-je dit, et n'a pas besoin du concours des affections aiguës de poitrine. Celles-ci sont rares en effet dans certaines localités où la phthisie sévit avec force ; il en est ainsi aux Antilles. Sur les 11,805 décès qui ont eu lieu dans les hôpitaux, de 1816 à 1842, on compte 2 bronchites chroniques et 76 pneumonies ou pleurésies seulement. A peine une affection de poitrine autre que la phthisie, sur 151 décès. Ces affections sont si rares à la Martinique, dit M. Rufz (1), que, depuis cinq ans, je n'ai rencontré que 3 pneumonies, et les bronchites chroniques, même chez les vieillards, n'y sont pas dans une plus grande proportion.

L'hémoptysie joue, ce me semble, un plus grand rôle dans les pays chauds qu'en France. Dans la plupart des observations qui ont passé sous mes yeux, elle est notée comme se répétant fréquemment dans les derniers temps de la vie ; souvent la mort a été due à ces pertes de sang répétées, et, dans 5 ou 6 cas, l'hémoptysie a pu être qualifiée de foudroyante, en ne prenant pas ce mot au pied de la lettre. M. Rufz a fait la même observation à la Martinique : sur 53 morts, 7 sont survenues de cette manière, et l'on sait combien est rare, en France, ce mode de terminaison.

Enfin, un dernier fait remarquable, également signalé par M. Rufz, c'est l'extrême rareté des altérations pathologiques étrangères au poumon. On dirait que la tuberculisation épuise son action sur l'organe de l'hématose et qu'elle épargne le reste de l'économie. Elle marche trop vite pour que ces lésions, ordinairement consécutives, aient le temps de se produire.

Si l'opinion qui consiste à interdire aux tuberculeux l'habitation des localités dont la température est trop élevée, est en opposition avec les idées généralement reçues, elle n'est pas pour cela contraire au raisonnement, et je vais tâcher de le prouver, quoique je fasse assez peu de cas des explications, lorsque les faits ont parlé.

Si l'air a partout la même composition, il n'a pas partout la même densité. Lorsqu'une haute chaleur le raréfie, il renferme, sous un même

____

(1) *Étude de la phthisie à la Martinique* (*Mémoires de l'Académie de médecine*, Paris, 1843. t. X, p. 223 et suiv.).

volume, moins d'oxygène que lorsqu'il est condensé par le froid. Or il faut que l'hématose s'accomplisse sous toutes les latitudes, et que, dans un temps donné, le sang absorbe une quantité déterminée d'oxygène. La capacité de la poitrine n'augmente pas avec l'élévation de la température, et, si l'air est plus rare, il faudra qu'il en passe une plus grande quantité par les poumons dans le même laps de temps. L'activité des phénomènes mécaniques de la respiration devra donc s'accroître en proportion de la chaleur, et ce résultat ne pourra s'obtenir sans fatigue pour les organes qui en sont le siége. L'air ainsi raréfié est, pour le poumon tuberculeux, ce qu'est, pour un estomac malade, un aliment peu riche en principes nutritifs. Il faut, dans les deux cas, en consommer une plus grande quantité pour atteindre le même but et imposer un surcroît de travail à des appareils qu'il est si important de ménager.

Les pays chauds exercent, sur la constitution tout entière, une action préjudiciable aux phthisiques. Il leur faut des forces pour prolonger leur existence, tout ce qui les affaiblit outre mesure agit dans le sens de la maladie. Or, s'il est au monde une influence débilitante, c'est bien incontestablement celle d'une chaleur constante. La transpiration abondante et continuelle qu'elle entretient est tout à la fois une cause active d'épuisement et la source de ces refroidissements si dangereux aux colonies, pour tout le monde, mais surtout pour les tuberculeux. Le défaut d'appétit, le goût des substances excitantes et fortement sapides, la répugnance pour les aliments réparateurs, un sommeil inquiet et agité, sont les conséquences presque nécessaires d'une température trop élevée. La constitution des Européens se modifie peu à peu sous la zone torride. Il suffit d'un simple coup d'œil pour reconnaître les nouveaux débarqués. Au bout de quelques années, il s'établit un état d'anémie compatible avec la santé, mais qui imprime son cachet à presque toutes les maladies. La nonchalance des Européens acclimatés n'est pas seulement une habitude contractée, c'est le résultat d'un tempérament acquis. L'activité des premiers mois, la résistance à la fatigue, à la chaleur même, ont disparu. Ils ont épuisé ce fonds de vigueur qu'ils avaient apporté d'Europe, ils ne peuvent le renouveler qu'en y retournant. Un pareil état d'appauvrissement doit, comme on l'accordera sans peine, venir en aide à la tuberculisation pulmonaire. Ceci n'est pas seulement une affaire de raisonnement. Rien n'est plus commun que de voir, à la côte occidentale d'Afrique, dans l'Inde, à Madagascar, la phthisie pulmonaire survenir à la suite des hépatites, des dysentéries, des coliques nerveuses, des fièvres intermittentes, chez des sujets qui, jusque-là, n'en avaient offert aucun symptôme. Elle s'empare alors de ces organismes épuisés, et achève sans peine la tâche que ces affections avaient laissée incomplète. Conwell, Annesley, ont fait cette remarque dans l'Inde, James Royle à Sierra-Leone, et chaque jour nous sommes à même d'en vérifier l'exactitude, sur les malades qui reviennent des colonies. Il est deux principes que je crois pouvoir établir, sans crainte d'être démenti par les faits :

C'est que tout mouvement fébrile, quelle qu'en soit la cause, fièvre ou phlegmasie, hâte la marche de la tuberculisation pulmonaire ;

C'est que toute cause qui tend à débiliter, à altérer profondément l'organisme, abrége l'existence des tuberculeux.

Les pays intertropicaux présentent à un haut degré tout ce qui peut amener ces deux conditions destructives, il n'est donc pas irrationnel de les interdire à ceux qui doivent les redouter (1).

Passons maintenant en revue, d'une manière rapide, les localités situées sous cette zone.

I. — CÔTES OCCIDENTALES DE L'AFRIQUE.

Le Sénégal est le pays le plus chaud du globe et celui qui présente en même temps la température la plus variable. Deux saisons s'y partagent l'année : l'une chaude et sèche, l'autre humide et moins brûlante. Le vent d'est règne pendant la première. Il apporte avec lui l'ardente sécheresse et le sable du désert. Le vent d'ouest lui succède, et ramène la fraîcheur et l'humidité de la mer qu'il a traversée. Toutes les causes d'insalubrité s'y trouvent réunies : chaleur accablante, variations

(1) Les médecins français ont également reconnu les inconvénients attachés à une température trop élevée. « Le midi de la France ne doit être conseillé que pour l'hiver, dit M. Andral, car, l'été y est mortel aux phthisiques. » Or, l'été du midi de la France ne diffère guère du climat des régions intertropicales. A Marseille, dit M. Raymond, c'est pendant l'été que les phthisies se forment et qu'elles se terminent. Sydenham avait déjà fait la même remarque : il y a, dit l'Hippocrate anglais, une sorte de phthisie qui vient de la toux et qui commence avec l'été.

telles, qu'en moins de cinq minutes, le thermomètre s'abaisse de 8 ou
10 degrés, lorsque le vent du large succède à la brise de terre ; mêmes
alternatives de sécheresse et d'humidité, pluies torrentielles, tornades (1),
et, par-dessus tout , d'immenses marais qui répandent dans l'air, avec
leurs miasmes, le germe des fièvres les plus meurtrières que le médecin
puisse observer. Les fièvres intermittentes de tous les types , les hépatites, les dysentéries, les coliques nerveuses, y déciment les Européens. Il
meurt chaque année, à Saint-Louis, 1 soldat sur 7 ; à Sierra-Leone, 483
sur 1 000 ou près de 1 sur 2 ; à Gambie, la mortalité est plus forte encore.
Dans les postes détachés à Podhor, à Dagana, à Baquel, à Acinie, à Grand-
Bassam, elle est plus considérable qu'à Saint-Louis. Le Gabon, quoique
situé sous l'équateur, paraît au contraire plus salubre. C'est, du moins,
ce qu'on a observé à bord du navire-hôpital qui y stationne. Est-il surprenant que la phthisie soit rare dans un semblable pays ? Elle y est
étouffée, sous l'effrayante mortalité des maladies endémiques. Elles enlèvent trop rapidement les Européens, dit Thévenot (2), pour qu'on puisse
apprécier la marche d'une affection souvent lente comme la phthisie.
Il ne faut pas croire, toutefois , qu'elle y soit aussi rare que le ferait
penser le tableau qu'il présente et qu'on reproduit toutes les fois qu'il
s'agit du Sénégal. Sur 952 malades, il n'a pas rencontré un phthisique.
Si l'on veut se reporter au tableau n° 9 , on constatera que , dans la
station navale, il y a eu, en 1846 et en 1847, sur 3 144 hommes, 148 décès,
dont 6 dus à la phthisie, ou 1 sur 24,66 , et 126 renvois , dont 14 pour
cause de phthisie , ou 1 sur 9. Le tableau n° 13 a fait voir également
que, sur 134 malades appartenant à la garnison et renvoyés en France,
à diverses époques , 8 l'ont été pour la même cause. Cela prouve que ,
sans être fréquente, la phthisie fait cependant encore quelques victimes

(1) Les tornades peuvent donner une idée de ce que sont les changements de température
dans les régions équatoriales. Elles s'annoncent par un calme profond , pendant lequel la
chaleur s'élève à un degré tel que l'air semble manquer à la respiration. De gros nuages s'élèvent lentement de tous les points de l'horizon et colorent d'une teinte sombre l'immobilité
menaçante de la mer ; puis, lorsque souffle la tourmente, lorsque les vents se déchaînent dans
leur mouvement circulaire , la sensation de froid devient si vive, que les vêtements les plus
épais ne peuvent en préserver les Européens, que les noirs grelottent, dans leur nudité presque
complète, lorsqu'ils n'ont pas eu la précaution d'allumer du feu, comme ils le font d'habitude,
avant la tempête.

(2) *Traité des maladies des Européens dans les pays chauds, spécialement au Sénégal.*
Paris, 1840.

parmi les Européens qu'épargnent les affections endémiques. A Sierra-
Leone, les Anglais comptent 1 phthisique sur 485 hommes d'effectif.
Les bronchites y sont très communes, ainsi que l'ont constaté MM. Raoul
et Fonssagrives, chirurgiens-majors de la station, à des époques différentes, et, chose remarquable, elles ont été plus communes dans les
mois les plus chauds de l'année. Les pneumonies et les pleurésies sont
rares chez les blancs, très communes chez les indigènes. Si maintenant
on désire savoir à quoi s'en tenir sur le compte de l'émigration, je vais
laisser parler un des hommes qui ont le mieux connu le Sénégal, et dont
l'opinion a eu le plus de poids parmi nous : « Loin de se modifier avan-
tageusement, nous avons vu, dans ce pays, plusieurs sujets prédisposés
aux tubercules pulmonaires, chez lesquels la phthisie a éclaté et marché
avec une funeste rapidité. Nous en avons perdu 2 et renvoyé 7 en France ;
aussi je ne crois pas qu'il y ait avantage, pour les hommes d'une pareille
constitution, à séjourner dans ces climats, du moins dès qu'il survient
quelques symptômes de phthisie. Les tubercules sont très communs
dans la population indigène, et la phthisie a une large part dans les
décès (Raoul, *Rapport au ministre*). M. Fonssagrives a émis la même
opinion. « Tout en faisant remarquer que la phthisie s'est produite, dans
ces deux cas, en dehors des influences spéciales du climat, je ne puis
refuser à ces dernières une action très positive sur l'évolution des tubercules. La phthisie naît moins fréquemment à la côte ouest d'Afrique,
mais s'y développe beaucoup plus vite qu'elle ne le ferait en France. »
Mais en voilà bien assez sur le compte d'un pays dans lequel je ne crois
pas qu'un phthisique songe jamais à aller chercher la santé.

II. — MERS DE L'INDE.

Madagascar. — La côte de Madagascar offre, avec le Sénégal, une
grande analogie. C'est le même pays, moins le vent du désert, l'aridité
du sol et les tempêtes. La température y est un peu moins élevée, mais
la côte orientale y est couverte de marais, la dysentérie et surtout la
fièvre intermittente y règnent avec une intensité à peu près égale. L'hépatite, les coliques nerveuses, y sont plus rares. A Sainte-Marie, à
Tamatave, à Foulpointe, à Tintingue, à Vohémar, les Européens ne résistent pas mieux qu'au Sénégal. Tous, sans exception, y ont la fièvre,
presque tous y succombent, après un temps plus ou moins long. Les

petites îles que nous occupons dans le canal Mozambique sont plus favorisées, sans présenter toutefois le haut degré de salubrité dont on les a gratifiées. Enfin, les hauts plateaux de la grande terre (Madagascar), occupés par les Hovas, et notamment la province d'Ancove, rappellent les belles contrées de l'Europe, si l'on s'en rapporte aux assertions du très petit nombre de voyageurs qui ont pu y pénétrer. Toujours est-il que les Hovas contractent la fièvre à la côte orientale, comme les Européens. A Madagascar, la phthisie est rare, comme au Sénégal, et pour le même motif, mais elle y existe. Je m'y suis trouvé deux fois en station, et j'ai eu l'occasion d'en voir quelques cas parmi les naturels. Je me souviens notamment de deux chefs, Linta et Manditsara, qui en étaient atteint à un degré assez avancé. Quant à la garnison, elle est trop peu nombreuse, pour pouvoir donner lieu à quelques observations. En 1842, j'ai renvoyé à Bourbon un soldat atteint de bronchite chronique. M. Leroy de Méricourt, chirurgien-major de l'*Archimède*, a rapporté 1 phthisique sur 5 malades, pris à Nossibé au mois de mai 1852. Pendant le premier trimestre de l'année 1855, on a compté 5 décès parmi les 78 soldats qui composaient la garnison de cette île ; 3 ont été causés par la fièvre pernicieuse, 1 par la phthisie, 1 par un cancer des intestins (1). Est-il besoin de dire qu'il n'y a pas à songer à l'émigration dans un semblable pays ?

Ile de la Réunion (Bourbon), *Maurice* (île de France). — Situées sur les limites de la zone torride, ces îles offrent à l'Européen le plus beau climat qu'il lui soit donné d'habiter. Les fièvres intermittentes y sont très rares, on n'y observe que peu d'hépatites ; la dysentérie y est assez commune, mais y offre peu de gravité. En revanche, les affections des voies respiratoires y sont très fréquentes. Les grandes brises qui y règnent pendant toute la belle saison, la fraîcheur des nuits, les brusques variations de température, y déterminent un grand nombre de bronchites, de pleurésies, de pneumonies. La tuberculisation pulmonaire y marche très vite. Je n'ai pas voulu m'en rapporter à mes souvenirs, et je me suis adressé à M. Lepetit, second médecin en chef, qui vient de quitter cette colonie. Voici les renseignements qu'il me transmet à ce sujet : « La phthisie est moins fréquente à la Réunion qu'en

____

(1) Rapport de M. Daullé, chirurgien de 2ᵉ classe.

Europe, mais elle y marche plus vite. Dès que la fonte tuberculeuse a commencé, elle progresse avec une rapidité effrayante, et enlève les malades beaucoup plus promptement qu'en France. Cette opinion est généralement admise dans l'île, et les médecins conseillent le retour en Europe aussitôt qu'apparaissent les signes du ramollissement des tubercules. Les maladies des voies respiratoires sont moins communes dans la saison des chaleurs. Celle des grandes brises, par les accidents de réfrigération qu'elles causent, engendre un grand nombre de bronchites. La ville de Saint-Paul, par son exposition qui la met à l'abri des vents d'est, présente une température plus égale, et constamment plus élevée de 1 ou 2 degrés que celle de Saint-Denis. Le séjour en est plus favorable aux personnes prédisposées aux affections de poitrine. C'est là que les médecins de la colonie envoient leurs phthisiques. La partie de l'est, ou du vent, exposée à la brise du large, leur est au contraire on ne peut plus défavorable. En somme, ce qui frappe le plus dans cette maladie, à l'île de la Réunion, c'est son extrême rapidité. J'en ai observé, dans mon service, deux cas ramarquables sur des marins de la station, envoyés à l'hôpital pour de simples bronchites. En six semaines ou deux mois, ils sont passés d'un embonpoint raisonnable à l'émaciation la plus complète et à la mort. L'autopsie nous a montré une fonte purulente des deux poumons. »

Les navires qui reviennent de Bourbon en rapportent toujours un assez grand nombre de phthisiques, témoin la corvette *la Nièvre* qui, à son retour en France, en 1837, fut obligée de débarquer ses malades au Cap, pour procurer quelques jours de repos aux phthisiques qu'elle transportait, et qui en perdit trois pendant la traversée du Cap à Brest.

Parmi les victimes du climat, je compte un de mes parents, un jeune commis d'administration de la marine, dont toute la famille jouit de la plus irréprochable constitution, qui partit en 1851 pour la Réunion dans l'état de santé le plus parfait, et qui succomba le 18 octobre de l'année suivante à l'hôpital de Saint-Paul, enlevé en quelques mois par une phthisie dont il n'avait, avant son départ, présenté aucun symptôme.

A Maurice, les mêmes conditions météorologiques amènent les mêmes résultats. La phthisie y est très commune et y marche très vite, au dire de MM. Lesson et Follet. Nous avons vu que, dans les troupes anglaises, elle frappe 1 soldat sur 140, d'après M. Mc Tulloch. Ses ravages seraient plus considérables encore, si l'on s'en rapportait à Clark, puisque sur 1000 hommes elle en ferait périr 3,2, tandis que le chiffre de la mortalité générale ne s'élève pas à plus de 28,2 pour 1000. La phthisie serait donc à la mortalité totale comme 1 est à 8,81 et ferait périr 1 soldat sur 312.

Malgré la salubrité de ces deux îles et l'attrait qu'offre leur séjour, on devra donc l'interdire aux phthisiques.

Afrique orientale. Arabie. — La côte orientale d'Afrique et la partie méridionale de l'Arabie sont encore inconnues au point de vue de la géographie médicale. Pendant un séjour de quelques mois dans la mer Rouge, et notamment à Moka, M. Petit, chirurgien-major de la *Prévoyante,* a eu l'occasion de voir un assez grand nombre de malades. « Je n'y ai rencontré, dit-il, que phthisiques et que lépreux. »

Inde. — La tuberculisation pulmonaire est très commune au Bengale. Elle entre pour une proportion notable dans l'effrayante mortalité qui sévit sur les Européens, mortalité telle que, dans les familles anglaises et portugaises, il ne reste plus, au dire du docteur Twinning, un seul individu vivant, à la troisième génération. La phthisie, dit ce médecin, est plus certainement et plus rapidement fatale au Bengale qu'en Angleterre. Tout Européen qui arrive dans ce pays, avec le germe de la phthisie et ses signes avant-coureurs, meurt de cette maladie beaucoup plus vite qu'en Europe. Je me souviens, en effet, d'avoir vu en 1842, à l'hôpital du Medical College, à Calcutta, un assez grand nombre de phthisiques. Cette affection n'est pas rare à la côte de Malabar et à la côte de Coromandel.

M. Collas, chirurgien principal de la marine, chargé depuis de longues années de la direction du service médical dans cette colonie, la fait passer immédiatement après le choléra, sur la liste des maladies endémiques. C'est, dit-il, une affection terrible pour les Indiens, et surtout pour la race croisée. Elle tue presque autant de Topas que le choléra. Elle est très commune, non-seulement à Pondichéry, où il n'existe pas de paludisme endémique, mais dans les contrées de l'Inde où ce paludisme est endémique et caractérisé par des engorgements spléniques. Non-seulement la phthisie est commune dans l'Inde, mais les personnes qui en sont atteintes et qui y arrivent, voient leur affection s'aggraver rapidement.... Nulle localité ne met à l'abri de cette terrible maladie, pas même Pulo-Pinang, dans le détroit de Malacca, que l'on a pourtant considéré comme un sanatarium des phthisiques (1).

M. Collas cite à l'appui de son opinion celle des docteurs James Renold, Martin et Allan West. Ce dernier surtout s'exprime en termes si positifs, que je ne puis me dispenser de reproduire cette citation :

« J'ai vu tant de malheurs survenir dans les familles, tant de pertes pour le service, public découler des fausses idées que l'on a sur les bénéfices que les scrofuleux et les phthisiques peuvent retirer de leur séjour dans les pays tropicaux, que je me crois forcé de dire que, d'après mes convictions, le Bengale est on ne peut plus contraire à ces maladies. J'ai vu des médecins, des ecclésiastiques, des officiers, m'exprimer leur étonnement à la vue de la tournure fatale que prenaient des maladies qu'ils croyaient voir guérir ici. J'ai vu des dames jeunes et belles enlevées avec une effroyable rapidité. J'ai vu de jeunes soldats qui, si l'on ne prenait pas le soin de les renvoyer mourir dans leur patrie, devenaient impropres à tout service. J'ai visité Pinang et Singapore, et je ne puis admettre, d'après les observations faites sur les lieux, que l'habitation de ces îles puisse retarder en rien la marche de la phthisie (2). »

A Madras, d'après le docteur J. Annesley, les affections des organes respiratoires sont rarement observées. Sur 9 553 Européens, 14 seulement ont succombé à la phthisie, ce qui donne la proportion très faible de 1 sur 682. En 1841, sur 17,420 admissions, le chiffre des décès, pour cause de phthisie, n'a pas dépassé 14, d'après M. Boudin.

A Ceylan, au contraire, la phthisie cause 6 décès sur 1000 Européens, ou 1 sur 166 ; proportion considérable, moindre pourtant que celle de la mortalité générale, qui s'élève à 142 pour 1000, plus de 14 pour 100.

En somme, le climat des mers de l'Inde n'est guère favorable aux tuberculeux. Nous avons parlé (tableau n° 9) d'un navire, *l'Isère,* qui, sur 154 hommes d'équipage, en avait perdu 5 de phthisie, au bout d'un an de campagne dans ces parages. A bord de la frégate *la Jeanne d'Arc,* qui s'y trouve en ce moment, M. Mairet a observé 3 cas de cette maladie ; la marche en a été si rapide, que deux d'entre eux ont été renvoyés

(1) Observations recueillies à Pondichéry, *Revue coloniale,* mai 1852.
(2) *Pathologica indica,* by Allan West, p. 128.

en France dans l'état le plus alarmant, et que le troisième n'a pas paru capable de supporter la traversée et a été laissé à Pondichéry. Dans la même station, à bord du *Caïman*, un aspirant, atteint de la même manière, offrait des symptômes si inquiétants, qu'il a été renvoyé en Europe par l'isthme de Suez, dans la crainte qu'il ne succombât pendant la traversée, s'il avait été obligé de suivre la route ordinaire.

Royaume des Birmans. — La phthisie est très rare chez les Birmans; il en est de même des affections aiguës de poitrine. Les maladies qui les déciment sont les fièvres intermittentes, la dysentérie et le choléra, ce qui n'a pas lieu de surprendre dans un pays plat, traversé par de larges rivières, couvert de lacs et de cours d'eau. Le très petit nombre d'Européens qui habitent Rangoon semblaient jouir d'une santé parfaite à l'époque où je m'y trouvais. Il en fut de même de notre équipage, pendant le mois que nous y avons passé; mais cela ne prouve rien relativement à la phthisie, et je vois, dans les relevés publiés par M. Boudin (1), qu'on en observe quelques cas parmi les troupes anglaises.

Royaume de Siam. Partie méridionale de la Chine. — La géographie médicale de ces pays est complétement inconnue. Le seul renseignement que je puisse produire est le fait, indiqué plus haut, d'une frégate, *l'Érigone*, qui, dans le cours d'une station de trois ans en Chine, a perdu 57 hommes, dont 7 phthisiques, sur un effectif de 349 individus.

III. — OCÉANIE.

La même obscurité enveloppe l'Océanie tout entière, à part quelques points occupés par les Européens. Les îles situées sous la zone torride y jouissent, en général, d'une température plus agréable et moins élevée que celle de l'Inde.

Sumatra. — A Sumatra, l'atmosphère est rafraîchie par les grandes brises du large, et cependant le thermomètre monte parfois jusqu'à 32 degrés, à l'ombre. Les Hollandais, qui occupent quelques points de la côte placés au milieu des marais, y sont décimés par les fièvres intermittentes et les hépatites. C'est du moins ce que m'a dit le médecin du petit fort de Singkel, situé à la côte occidentale.

Java. — La température est plus élevée à Java. A Batavia surtout, la cha-

(1) *Géologie médicale*, 28.

leur est accablante. L'insalubrité de cette île est connue, les variations de température y sont fréquentes ; la phthisie y est, dit-on, commune.

Il y aurait peu d'intérêt à parcourir en détail cet immense archipel, pour arriver à un résultat négatif ; mais, parmi les nombreux groupes d'îles qui le composent, il en est un dont la France a pris possession, il y a quelques années, et qui offre un intérêt tout particulier, au point de vue qui nous occupe. Je veux parler de Taïti et des Marquises. Ces îles si vantées pour la douceur de leur climat, pour les charmes de toute nature qu'elles offrent aux Européens, sont ravagées par la phthisie, à l'égal des contrées les moins favorisées de l'Europe.

Comme elles sont encore peu connues, et qu'en raison des relations qui se sont établies entre elles et la France, les médecins, notamment ceux des ports, sont fréquemment appelés à émettre leur avis sur l'avantage ou l'inconvénient qu'il peut y avoir à les habiter, nous croyons devoir entrer, à leur égard, dans quelques développements puisés dans les rapports de nos confrères.

Iles de la Société. — Situées sur les confins de la zone torride, elles n'en connaissent pas les brûlantes chaleurs. Les brises de terre et de mer rendent la température de Taïti très agréable. Le thermomètre monte très rarement au-dessus de 23 ou 25 degrés. Aux Marquises, il dépasse souvent cette limite. L'année se divise en deux saisons. L'hivernage, saison des pluies, des chaleurs et des vents de nord-ouest, commence à la fin d'octobre et finit vers le mois de mars. A cette époque, les vents d'est et de sud-est prennent le dessus, et pendant le reste de l'année, le ciel est pur et l'atmosphère rafraîchie ; mais alors aussi les variations diurnes se font sentir assez vivement. Pendant la nuit, le thermomètre baisse de 6 à 7 degrés ; les heures qui précèdent le lever du soleil sont très fraîches.

Les affections aiguës des voies respiratoires, les bronchites, les pleurésies, les pneumonies y sont fréquentes, mais elles sont loin d'égaler, à cet égard, la phthisie pulmonaire. Tous les documents concordent, sur ce point, de la manière la plus concluante :

« La phthisie pulmonaire est très commune à Taïti, aux Marquises, dans toute l'Océanie..... Elle enlève près d'un tiers de la population..... Elle sévit beaucoup plus souvent chez les femmes que chez les hommes, chez les jeunes personnes surtout..... La désorganisation pulmonaire

marche, dans ces contrées, avec une effrayante rapidité; trois ou quatre
mois suffisent pour conduire le malade au tombeau. On trouve, à chaque
pas, dans les cases, des familles entières en proie à une toux convulsive,
des jeunes filles abandonnées par leurs parents, phthisiques à divers
degrés, réduites à un état d'émaciation horrible à voir.» (Comeiras, chirurgien de 1re classe, *Topographie médicale des îles de la Société.*)

« La phthisie pulmonaire, si fatale aux Européens sur ces rivages,
fait aussi de grands ravages parmi les Taïtiens, chez les femmes surtout.
En quelques semaines, ils passent de l'état de santé le plus florissant à
l'émaciation la plus complète. C'est alors qu'apparaît, dans toute sa
pureté, l'insouciance de ces populations. Les malades savent qu'ils vont
mourir et ne font rien pour prolonger leur existence. Étendus sur des
nattes, dans un état de nudité presque complète, exposés aux courants
d'air, à la fraîcheur des nuits, ils attendent la mort, en écoutant les can-
tiques qu'on chante près d'eux. Un fait que j'ai souvent remarqué à
Taïti, c'est la promptitude avec laquelle apparaît la diarrhée chez les
tuberculeux, aussi bien parmi les naturels que parmi les Européens. »
(Erhel, chirurgien-major de la *Loire.*)

« La phthisie est sans contredit la maladie qui fait le plus de ravages
parmi les indigènes et parmi les Européens. » (Gallerand, chirurgien de
1re classe.)

« La grande majorité des cas de mortalité à Taïti est due au développement de la phthisie pulmonaire qui tue avec une promptitude extraor-
dinaire ceux qu'elle attaque. » (Martineau, chirurgien-major de l'*Héroïne.*)

« La phthisie s'y montre à chaque pas, chez les naturels aussi bien
que sur les Européens. Pendant notre première traversée, quelques-uns
de nos jeunes matelots ont été pris d'hémoptysie, marquant le début de
la tuberculisation pulmonaire. Ceux-là ont résisté peu de temps à l'influence du pays; les autres, frappés ultérieurement, ont vécu plus ou
moins longtemps, suivant leurs forces et le degré de la prédisposition.
Chez quelques-uns, la maladie a marché avec une effrayante rapidité. En
somme, la *Sirène* a perdu 12 phthisiques (sur 680 hommes d'équipage),
et elle en ramène plusieurs rendus au dernier terme de cette désastreuse
maladie. » (Gautrau, chirurgien-major de la *Sirène.*)

Ces ravages s'expliquent chez les indigènes par leur genre de vie.

L'insuffisance de leurs vêtements et de leurs habitations ouvertes à tous les vents, l'abus des bains froids, leur insouciance lorsqu'ils tombent malades, et, par-dessus tout, leur incroyable libertinage, les y prédisposent et doivent singulièrement en abréger la durée ; mais les Européens ne sont pas dans les mêmes conditions, et cependant la phthisie est tellement commune parmi eux, que, dans l'espace de quatre années, elle a fait, dans la garnison, 27 victimes sur 123 décès, 1 sur 4,55 ; que, sur cinq navires affectés à la station et montés par 1299 hommes, la phthisie en a fait périr 20 sur 64 qui ont succombé, 1 phthisique sur 3 morts, 1 phthisique sur 65 individus ! que sur 103 malades envoyés en France, 14 en étaient atteints, 1 sur 7,35.

Il est un dernier fait que je ne dois pas passer sous silence. Tous les rapports que j'ai sous les yeux signalent à Taïti la rareté, disons mieux, l'absence complète de fièvres intermittentes et la fréquence de la fièvre typhoïde. Tous, sans prendre parti pour l'antagonisme, citent ce double fait comme venant à l'appui de la loi posée par M. Boudin. Je ne veux pas soulever ici ce point de doctrine, il m'entraînerait trop loin et me ferait sortir de mon sujet. Je n'aurais que peu de choses à ajouter, du reste, au mémoire déjà cité de M. Lefèvre. Je crois cette question tranchée aujourd'hui dans l'esprit de la plupart des médecins, qui n'ont pas borné leurs observations à quelques localités isolées. Dans le courant de ce travail, j'aurai maintes fois l'occasion de montrer la phthisie et la fièvre intermittente marchant côte à côte dans le même pays ; mais la probité médicale fait un devoir de signaler, avec la même impartialité que les autres, les faits qui peuvent confirmer une opinion qu'on ne partage pas. Or, de tous ceux qu'allègue M. Boudin, il n'en est pas un qui soit aussi pleinement en harmonie avec ses idées. Nous avons montré ce qu'était la phthisie à Taïti, voici maintenant comment s'exprime M. Gallerand au sujet de la fièvre intermittente : « Le fait le plus remarquable de la géographie médicale de Taïti, c'est l'absence complète de fièvres paludéennes. Pendant un séjour de trois ans, j'y ai vainement cherché un cas de fièvre intermittente bien constaté. En allant à Taïti, j'étais moi-même sous l'influence de cette affection que j'avais contractée au Sénégal. Pendant la traversée, j'en avais éprouvé de fréquents accès ; je n'en ai pas eu un seul depuis le jour de mon arrivée. » Ce fait est réellement d'autant plus remarquable, que l'île est couverte de marais. Les établissements français, l'hôpital, l'ancien parc d'artillerie, la maison de la reine, s'élèvent au milieu de vastes marécages, et la température n'est pas assez basse pour en neutraliser les effets.

« Papeete, malgré son sol marécageux, son climat chaud et humide, n'engendre pas de fièvres intermittentes. Sur 2207 malades observés en quatre ans, on n'en a compté à l'hôpital que neuf cas ; aucun n'a été mortel (1). » (Erhel, *Rapport cité.*) Voici maintenant comment ce médecin s'exprime au sujet de la fièvre typhoïde. « C'est, après la phthisie, la maladie qui fait périr le plus d'Européens à Taïti. Sur 2207 malades et 123 décès, 113 cas de fièvre typhoïde, dont 21 suivis de mort, 1 sur 5,85. A bord de la *Sirène*, en rade de Taïti, elle a fait de grands ravages, pendant les mois de novembre et de décembre 1847. Sur un effectif de 600 hommes, 60 en ont été atteints et 15 ont succombé. »

M. Gallerand fait la même observation. Il mentionne une épidémie de fièvre typhoïde survenue dans le personnel de la garnison, qui en compte toujours, dit-il, quelques cas à l'hôpital. Il la dit fréquente chez les indigènes et dans la plupart des îles de l'Océanie. Elle est parfaitement identique avec celle qu'on observe en Europe.

Je ne puis voir dans tout cela qu'une coïncidence fortuite, et ce n'est pas sur des cas exceptionnels qu'on peut baser une loi générale.

Mais il est temps de quitter ces îles qui nous ont retenu trop longtemps, et de poursuivre notre course à travers l'océan Pacifique, pour atteindre l'Amérique du Sud.

IV. — AMÉRIQUE DU SUD.

Pérou.—Je n'aurai que peu de choses à dire au sujet des vastes contrées situées à la côte occidentale, sur les deux versants des Cordillères. La Bolivie, le Pérou, la Colombie, sont, à part quelques points du littoral,

---

(1) Il paraît que, depuis l'époque à laquelle les renseignements précédents ont été recueillis, les choses ont changé de face. Au mois de février 1854, une épidémie de fièvre intermittente s'est déclarée parmi les navires de la station. Elle a particulièrement frappé l'équipage de la corvette à vapeur *le Catinat*, déjà fatigué par de longues traversées et un service pénible. Tout le monde à bord en fut atteint, à l'exception de trois hommes ; mais sur plus de 140 cas, pas un ne fut mortel et deux seulement offrirent le caractère pernicieux. Cette maladie ne se montra pas partout aussi bénigne ; car, à la même époque, le chirurgien-major du *Duroc* fut enlevé en moins d'une demi-heure, à l'hôpital de Papeete, par un accès pernicieux. (Rapport de M. Lacroix, chirurgien-major du *Catinat*.)

Guayaquil par exemple, des pays salubres, dont la température est élevée, mais uniforme. Les vents de sud et de sud-sud-ouest règnent presque constamment sur la côte du Chili et du Pérou. La pluie est presque inconnue dans cette dernière contrée, mais elle est remplacée par d'épais brouillards qui obscurcissent l'atmosphère pendant toute l'année et entretiennent une température chaude et humide éminemment favorable au développement de la végétation. Le thermomètre y descend rarement au-dessous de 15 degrés dans l'hiver, et ne s'élève jamais à plus de 25 degrés dans l'été. L'année s'y divise en quatre saisons. L'été, de janvier à mars, pendant lequel on observe des diarrhées, des dysentéries, des hépatites assez graves, des fièvres éruptives, quelques cas de choléra sporadique, des affections de poitrine souvent épidémiques et qui font parfois de grands ravages dans les montagnes. L'automne (d'avril à la fin de juin) ramène les fièvres intermittentes, qui affectent le plus souvent le type tierce et cèdent facilement au sulfate de quinine. Les nuits sont froides et humides dans cette saison, et cependant les maladies de poitrine y deviennent plus rares. L'hiver s'étend de juillet en octobre : la température moyenne est alors de 14 à 15 degrés ; les pleurésies, les pneumonies, les rhumatismes articulaires aigus sont alors très fréquents. La corvette *la Sarcelle*, dans le cours de la campagne que j'ai citée (tableau n° 9), fut, à cette époque de l'année, envahie sur rade du Callao par une épidémie de pneumonie qui, dans le mois d'octobre seulement, atteignit 14 hommes sur 90, dont se composait l'équipage, et en fit périr deux. Quant à la phthisie, je ne puis citer qu'un seul fait, celui du nommé Prigent (observ. n° 18), enlevé en deux mois, par une phthisie aiguë, sur la rade du Callao. Dans l'impossibilité où je me trouvais d'aborder directement la question, j'ai dû prendre une route détournée et chercher, dans le climat et dans les maladies qui y sont le plus communes, les éléments nécessaires pour établir une présomption. Je crois que, dans le doute, on sera peu tenté de diriger des phthisiques sur ce pays de brumes, dans la pathologie duquel les maladies de poitrine jouent un si grand rôle.

Brésil. — Le Brésil, qui forme, avec les contrées dont nous venons de parler, la portion de l'Amérique du Sud située sous la zone torride, ne nous laissera pas dans la même incertitude. C'est assurément l'un des plus beaux pays du monde. Je ne connais, pour ma part, rien de plus admirable que la rade et les environs de Rio-Janeiro. Eh bien ! malgré son beau ciel et son admirable végétation , malgré l'uniformité de sa température qui ne s'élève jamais à plus de 25 degrés R., et ne descend pas au-dessous de 10 degrés R., le Brésil est un des points du globe où la phthisie sévit avec le plus d'intensité. « La phthisie pulmonaire , dit le docteur Sigaud (1) , fait autant de ravages au Brésil qu'en Europe. On peut calculer hardiment que, dans les villes maritimes , elle enlève un cinquième de la population. » Ce fait est si bien reconnu, qu'on a créé à Rio-Janeiro un hôpital spécial pour les phthisiques. Sur 1225 malades qui y ont été admis dans le cours des années 1840, 1841, 1842, on a compté 952 décès. A nombre égal , cette maladie fait autant de ravages parmi les blancs que parmi les noirs. La mortalité est plus fré-quente chez les femmes. D'après le docteur Pereira da Costa, elle sévit cruellement chez les jeunes marins. A l'hôpital de la marine de cette ville, on compte, année commune, un tiers de phthisiques dans le nombre des décès.

Les autres parties du Brésil ne sont pas plus favorisées. Dans le sud, dit le docteur Jubim, à Sainte-Catherine, à Rio-Grande, à la Coïritiba, elle marche en première ligne. Les recrues de la marine ou de l'armée de terre éprouvent de grandes pertes, par les ravages de la petite vérole et de la phthisie. Dans la classe pauvre , cette dernière maladie entre pour un cinquième dans la mortalité et pour un septième dans les hôpi-taux. Dans le nord, les maladies de poitrine sont très fréquentes. Au Para, elles conduisent rapidement au marasme. « A Bahia, la phthisie épouvante par la rapidité de sa marche ; elle est considérée comme la première des maladies aiguës. J'ai vu des malades succomber en moins de deux ou trois mois. » (Justiniano da Sylva Gomez, agrégé de la Faculté de médecine de Bahia.). Il en est de même dans les grandes villes de l'intérieur. Au Brésil, comme à Bourbon , comme en Italie et dans le midi de la France, comme partout où elle revêt ces redoutables carac-tères de fréquence et de rapidité, on croit à la contagion de la phthisie. Les médecins eux-mêmes semblent partager cette opinion.

La mort arrive le plus souvent à la suite d'abondantes expectorations, ou de sueurs colliquatives, terminaison plus fréquente parmi les blancs,

(1) *Du climat et des maladies du Brésil.* Paris, 1844.

les femmes surtout, que parmi les noirs. Parfois aussi , d'abondantes hémoptysies terminent la scène. Le docteur Sigaud, auquel j'emprunte ces détails, se loue beaucoup du séjour des montagnes. Il recommande aux malades la petite colonie suisse de Morro-Queimado et de Cantagallo, située à petite distance de Rio-Janeiro, dans une région élevée. Les malades de Bahia émigrent avec avantage, dans les terrains nommés Catingas. Il se loue aussi des voyages sur mer, et cite deux observations à l'appui. Mais on conçoit facilement qu'on doive tout faire pour fuir un pareil pays, et que la mer ne puisse pas offrir aux phthisiques de plus mauvaises conditions.

Disons enfin, puisque nous avons effleuré cette question en parlant de Taïti , que les fièvres intermittentes sont très communes au Brésil , qu'elles y ont revêtu un caractère plus grave depuis quelques années, et qu'elles impriment leur cachet à l'ensemble de la pathologie du pays. Il paraît qu'au Brésil les phthisiques ne se louent pas du séjour des pays marécageux. Ceux que M. Sigaud a envoyés à Lagoa de Freytas , à Iguassu, à Suruhy, n'ont pas éprouvé, de leur déplacement, un effet salutaire.

Je n'ai pas besoin d'ajouter que le séjour du Brésil est un de ceux qu'il faut le plus sévèrement interdire aux tuberculeux.

Guyane. — La Guyane est un pays plat, arrosé par une multitude de cours d'eau, couvert de marais , entouré d'une ceinture de palétuviers , et sujet, pendant six mois de l'année, à des pluies diluviennes. La température , moins élevée qu'au Sénégal , qu'à Madagascar et que dans l'Inde, varie de 24 à 28 degrés. On conçoit que, dans de pareilles conditions, les fièvres intermittentes doivent former le fond de la pathologie. Elles offrent , en général , des caractères moins graves que celles du Sénégal et de Madagascar , mais elles sont d'une déplorable ténacité. C'est ce que nous sommes à même de constater , tous les jours, sur les soldats et sur les surveillants préposés à la garde des condamnés, lorsqu'ils reviennent en France,, avec des congés de convalescence. Elles sont surtout très communes dans les postes détachés. Les maladies aiguës des organes respiratoires n'y sont pas rares. « Nonobstant la température élevée de la Guyane et de Cayenne , la phthisie pulmonaire y est assez commune, bien qu'elle y soit moins fréquente qu'en France (1). »

(1) Chevin, *Lettre à M. Latour.*

Sur un effectif de 1018 soldats, on a observé à Sinnamari 133 affections de poitrine, et à Cayenne 88 sur 600 (1). Sur 3340 malades traités à l'hôpital de Cayenne pendant l'année 1853 et le premier semestre de 1854, 168 y ont été admis pour des bronchites aiguës, des pleurésies ou des pneumonies; 48 pour bronchite chronique; 7 pour hémoptysie; 6 pour phthisie confirmée : 5 de ces phthisiques ont succombé ; l'un d'entre eux, un soldat, est mort dans le premier trimestre de son arrivée dans la colonie. Sur 121 décès survenus dans ces dix-huit mois, la phthisie n'entre donc que pour 1/24,20, chiffre un peu plus faible que celui que nous avons indiqué dans le tableau n° 12, qui ne porte que sur l'année 1853, mais qui se trouve expliqué par le nombre considérable de phthisiques renvoyés en France, puisque, sur 368 malades revenus de Cayenne à diverses époques, 56 étaient atteints de phthisie (tableau n° 13). Dans les pays insalubres, il faut, avons-nous dit, tenir moins compte de la mortalité que de l'effectif, et ce dernier terme de comparaison nous a donné, pour l'année 1853, 1 décès de phthisique sur 165 soldats, proportion 4 fois et demie plus forte que celle qu'établit Benoiston de Châteauneuf pour l'armée de terre.

Quant aux malades qui y arrivent, j'ai déjà cité l'opinion de Segond ; phthisique lui-même, il n'a pas eu à se louer de son séjour à la Guyane. Je l'ai entendu, à Cayenne, en 1838, regretter vivement le climat de la France et soupirer après son retour. Sa santé s'y est en effet améliorée; mais il n'en a pas moins succombé à son inexorable maladie. Le docteur Laure, qui occupe aujourd'hui la même position, a tout récemment émis, sur l'inopportunité de l'émigration dans la Guyane, un avis identique. « Les affections thoraciques, dit-il, sont communes dans les pays froids, s'apaisent dans les pays tempérés, et galopent sous l'équateur, où l'air est insuffisant. »

Antilles. — Je pourrais me dispenser de parler des Antilles, car la plupart des chiffres que j'ai produits, au sujet de la mortalité dans l'infanterie de marine, ont été empruntés à ces colonies. Je me bornerai donc à en dire quelques mots.

Les petites Antilles sont constituées par des terrains volcaniques, comme la Martinique, la Guadeloupe, les Saintes, ou par des terrains

____

(1) Segond, *Communication dans la discussion sur la phthisie pulmonaire (Bulletin de l'Académie de médecine,* 1836, t. I, p. 48).

calcaires, comme la Désirade, Marie-Galante et Saint-Martin. Les premières renferment à leur centre de hautes montagnes, terminées, du
côté de la mer, par des pentes brusques et laissant entre elles et le
rivage des terrains plats, d'une étendue variable, sillonnés par des
cours d'eau descendus des montagnes et en général marécageux. La
température varie avec l'élévation du sol. Sur le littoral, elle oscille
entre 24 et 30 degrés ; à 800 mètres au-dessus du niveau de la mer, le
thermomètre ne marque plus que 15 ou 18 degrés, à midi. Enfin, sur
les mornes de la montagne Pelée, sur les pitons du Carbet (Martinique),
sur la Soufrière (Guadeloupe), il ne s'élève jamais à plus de 12 ou 14 degrés en plein midi. Je me souviens d'avoir éprouvé, sur le sommet de
la Soufrière, un sentiment de froid très vif et très pénible, quoique je
fusse chaudement couvert. Ces hauteurs ne sont pas habitées. Les villes
sont toutes situées sur le littoral. Les variations thermométriques
diurnes vont parfois jusqu'à 10 degrés du matin au soir. L'humidité est
plus grande aux Antilles qu'en Europe. Des pluies torrentielles règnent
pendant l'hivernage. Il n'est peut-être pas de contrée où il tombe, au
niveau de la mer, autant d'eau qu'aux Antilles. Les vents régnants sont
les vents d'est. Ils soufflent pendant les trois quarts de l'année, en inclinant vers le nord pendant la saison sèche, et vers le sud pendant la
saison des pluies. Ces vents sont, en général, assez forts pour rafraîchir
l'atmosphère ; aussi la chaleur y est-elle très supportable.

Avec de pareilles conditions météorologiques, il est facile de prévoir
quel sera le fond de la pathologie. Deux genres de maladies dominent
aux Antilles : les fièvres et les affections abdominales. Celles qui ont
amené les 11805 décès mentionnés dans le tableau n° 11 sont, au point
de vue de la fréquence, rangées dans l'ordre suivant :

Dysenterie . . . . 3717 décès.
Fièvre jaune. 3099
Fièvres intermittentes et rémittentes 1038
Phthisie pulmonaire. 388
Hépatite. 135
Pneumonie et pleurésie   76
Fièvre typhoïde   64
Maladies diverses (dont le détail serait inutile). . . . 3288
                                                        ————
          Total. . . . . 11805 décès.

La phthisie occupe, comme on le voit, le quatrième rang, et nous la voyons régner encore en même temps que les fièvres intermittentes et que la fièvre typhoïde. On voit, en consultant le même tableau, qu'elle est proportionnellement plus rare à la Guadeloupe qu'à la Martinique, et que, dans cette dernière colonie, les hôpitaux des différentes localités doivent être, au point de vue de sa fréquence, placés de la manière suivante :

```
Hôpital du Marin . . . . . . 1 phthisique mort sur 17,75 décès.
    Id.   de Fort-Royal. . . . 1      id.          22,62
    Id.   de Saint-Pierre . . . 1     id.          26,95
    Id.   de la Trinité. . . . . 1    id.          42,16
```

Ces chiffres, comparés à l'effectif des garnisons, nous ont prouvé combien elle faisait de ravages parmi nos jeunes soldats ; j'ai montré, par des exemples particuliers, avec quelle rapidité elle déterminait souvent la mort ; j'ai cité l'opinion des médecins placés à la tête du service médical, et notamment celle de M. Dutroulau, qui fait autorité dans toutes les questions relatives à la pathologie des pays chauds. Dans son rapport sur le service médical de la Basse-Terre, pendant l'année 1853, il s'exprime ainsi qu'il suit au sujet des affections des voies respiratoires :

« Parmi ces maladies, les bronchites simples et sans gravité ont été les plus nombreuses, celles qui ont offert quelque ténacité ont cédé à l'émétique administré comme vomitif. La pneumonie aiguë primitive n'a pas été observée, mais l'affection tuberculeuse a présenté, comme elle le fait habituellement sous nos latitudes, une marche qu'on observe rarement en Europe. Les deux premiers malades que nous ayons perdus sont M. C..., pharmacien de la marine, et madame C..., sa femme, tous deux atteints de phthisie très avancée, à leur départ d'Europe, mais cependant ayant encore assez de force pour entreprendre un aussi long voyage, et pour arriver dans un état qui a permis au mari de faire son service pendant une quinzaine de jours. Ils n'ont pas tardé l'un et l'autre à ressentir l'action dévorante de ce climat ; la fièvre s'est déclarée d'une manière permanente, la fonte tuberculeuse s'est activée, ils ont été forcés de garder le lit, et un mois après ils avaient succombé tous deux. Leur fin a été sûrement hâtée par l'influence climatérique.

Nous avons eu deux cas remarquables d'affection tuberculeuse dont les sujets sont morts dans la période aiguë. »

Les faits et les autorités (1) sont d'accord, comme on le voit, pour interdire aux tuberculeux ce dangereux séjour.

Dans les petites Antilles anglaises, elle est si fréquente qu'on compte 1 phthisique sur 84 soldats.

Les grandes Antilles présentent des conditions météorologiques sem-

(1) En 1817, M. Moreau de Jonnès signalait déjà la fréquence de la phthisie aux Antilles. «Une » foule de maladies exercent, dit-il, leurs ravages dans cet archipel. Les plus répandues sont la » pneumonie, les fluxions de poitrine, les affections rhumatismales, catarrhales, les maladies » hépatiques, vermineuses, cutanées et éléphantiasiques. »

On cite partout Levacher (*) comme faisant l'éloge du climat des Antilles, dans le traitement de la phthisie. On reproduit le passage dans lequel il dit que si elle exerce ses ravages sur les créoles, ses progrès se ralentissent chez les Européens, qu'ils reprennent une nouvelle existence, qu'ils peuvent vivre plusieurs années et partir avec tous les caractères d'une guérison apparente, qu'ils peuvent même guérir. Là s'arrête la citation ; mais il aurait fallu, pour la compléter, y ajouter le paragraphe qui y fait presque immédiatement suite, et que je copie textuellement : « Néanmoins, malgré ces avantages qui ne sont que passagers, et qui ne se maintiennent » que pendant les premières années, il importe de se tenir en garde contre ces guérisons » apparentes ; car, après l'acclimatement, et lorsque certains individus sont déjà convaincus » de leur guérison, il peut arriver que, sous une cause quelconque, des tubercules indolents » s'enflamment tout à coup, suppurent et amènent bientôt une mort que rien ne paraissait » présager. » Il cite ensuite l'exemple « d'une dame chez laquelle, après une suppression de » menstrues provoquée par un refroidissement, *des foyers de tubercules se développèrent* » *instantanément et déterminèrent la mort, neuf jours après l'accident.* » Je lui laisse la responsabilité de ce fait, ainsi que de la contradiction qui peut exister entre le passage que je viens de reproduire et celui qui précède ; toutefois l'inconséquence est ici plutôt apparente que réelle. Il est bien vrai que les tuberculeux éprouvent parfois, à leur arrivée aux colonies, une amélioration qui les trompe, qui souvent induit le médecin en erreur et qui n'a pas peu contribué à accréditer l'opinion que j'attaque. Une traversée d'Europe aux Antilles n'est pas une promenade, quoi qu'on en ait dit : les passagers bien portants arrivent fatigués, un peu amaigris ; les malades le sont davantage. Le repos et le bien-être qu'ils trouvent à terre, une nourriture plus saine et plus agréable que les provisions du bord, les productions des colonies, un lit meilleur et moins mouvant, la promenade sous un beau ciel, le spectacle d'objets nouveaux, d'une végétation nouvelle, tout contribue à déterminer chez eux une sorte de convalescence qu'on prend pour un rétablissement ; mais, au bout de quelques mois, la maladie, comme retrempée par cette halte, reprend sa course, et rien ne l'arrête plus ; c'est surtout à l'époque où les foyers tuberculeux commencent à se ramollir, qu'elle acquiert ces caractères si remarquables de rapidité. Disons enfin qu'aux Antilles comme dans presque toutes les colonies, elle est plus fréquente et plus meurtrière encore, chez les noirs et chez les mulâtres, que parmi les blancs.

(*) *Guide médical des Antilles.* Paris, 1834.

blables ; les mêmes maladies y dominent. A la Havane, les affections de poitrine sont aux autres comme 15 est à 100. A la Jamaïque, d'après le tableau que j'ai présenté, la tuberculisation pulmonaire atteint un homme de la garnison sur 78. A Saint-Domingue, la *Thétis*, sur un équipage de 330 hommes, en a perdu 4 et renvoyé 3 en France pour la même cause. Il est donc permis de penser qu'elles ne sont pas plus favorisées que la Martinique et que la Guadeloupe, et il est logique de leur appliquer la même conclusion.

Mexique, province de Guatemala. — Quant à ce qui concerne la province de Guatemala et le Mexique, le seul point sur lequel je puisse fournir quelques données, est la Vera-Cruz. Les maladies qui y règnent sont les mêmes qu'aux Antilles. La frégate *l'Herminie,* pendant la longue station qu'elle y a faite, avant la prise du fort Saint-Jean d'Ulloa, a subi deux épidémies de fièvre jaune ; elle a compté dans son équipage plusieurs phthisiques et en a perdu un. D'après M. Godineau, qui y est resté longtemps en station sur le brick *le Lapeyrouse,* la phthisie y entrerait pour un treizième dans la mortalité générale.

Il résulte, en somme, de tout cet examen, qu'en mettant de côté les contrées peu fréquentées par les Européens et à l'égard desquelles nous ne possédons pas de renseignements suffisants, les pays situés sous la zone torride peuvent être divisés en deux classes : les uns, comme le Sénégal, l'Inde, Madagascar, etc., sont d'une telle insalubrité qu'il n'est pas permis de songer à y envoyer des malades ; les autres, qui par la douceur de leur climat, le peu de gravité des affections endémiques, semblent appeler la confiance, sont précisément les points du monde pour lesquels la phthisie semble avoir le plus de prédilection, où elle marche le plus vite. Les îles de la Société, de Maurice et de Bourbon sont dans ce cas. Le Brésil et les Antilles participent de cette double condition : ils sont insalubres, et la phthisie les ravage. Le même examen prouve enfin que la tuberculisation pulmonaire accélère sa marche d'une façon remarquable dans les régions intertropicales, et que toutes les localités qu'elles renferment doivent être sévèrement interdites aux Européens tuberculeux.

Cherchons maintenant à leur trouver un refuge, dans les pays situés au delà de cette zone.

CHAP. II. — PAYS CHAUDS SITUÉS DANS LA ZONE EXTRATROPICALE.

Hémisphère Nord.

Cette zone, bornée au sud par le tropique du Cancer, n'a pas au nord
de limites précises. Nous lui avons assigné pour circonscription la ligne
isotherme qui porte le n° 15, sur la carte de M. Boudin, et qui correspond à peu près au 45e de latitude pour l'ancien continent, et au 41e
pour l'Amérique. Elle comprend ainsi l'Espagne, le midi de la France,
l'Italie, la Grèce et le bassin de la Méditerranée, Madère, les Canaries,
le royaume de Maroc, l'Algérie, les régences de Tunis et de Tripoli,
l'Égypte, le nord de l'Arabie, la Syrie, la Turquie d'Asie. Elle renferme,
en Asie, de vastes contrées encore peu connues et dont nous n'aurons
pas à nous occuper; en Amérique, les provinces méridionales des
États-Unis, le Mexique et la Californie : c'est assurément la partie du
globe la plus favorisée; elle offre les avantages des régions équatoriales, sans en avoir ni les inconvénients ni les dangers. Dans les
parties les plus rapprochées de nous, elle joint aux charmes du climat
ceux d'une civilisation avancée; tout invite donc les malades à se diriger
de ce côté, aussi voit-on les phthisiques y affluer de toutes parts. Au-
raient-elles le privilége d'arrêter la marche de la tuberculisation pulmonaire? C'est ce qu'il s'agit d'examiner.

Lorsqu'on lit ce qui a été écrit sur le climat de l'Italie et du midi de
la France, quand on consulte, sur les lieux mêmes, les médecins qui y
habitent, on arrive de prime abord à cette conviction, que déjà l'illusion est détruite au sujet du plus grand nombre des localités qu'elles
renferment. Beaucoup d'entre elles sont, comme nous le verrons, considérées par tout le monde comme pernicieuses pour les phthisiques.
Les avis sont partagés sur les autres points, mais cependant on est d'accord sur ce fait, que les tuberculeux finissent par succomber, même dans
les pays considérés comme les plus favorables. Ce n'est donc plus
qu'une question de temps qu'il s'agit de résoudre, et le médecin, s'il
ne veut pas éprouver de déception, ne doit pas demander aux influences
climatériques plus qu'elles ne peuvent lui donner.

La phthisie règne sous toutes les latitudes, et les pays les plus rap-
prochés de l'équateur ne sont pas, comme nous l'avons vu, les plus

épargnés. Partout elle suit une marche fatale, partout elle conduit au
tombeau. Je ne veux pas contester la possibilité de sa guérison ; je la
crois, toutefois, beaucoup plus rare que ne le 'pensait Laënnec. Son
admirable talent d'observation ne pouvait le garantir de l'erreur dans
une question qui le touchait de si près ; mais, tout en admettant sa
curabilité, je crois qu'après tant d'illusions détruites, tant d'espérances
évanouies, nous pouvons avouer aujourd'hui qu'il n'est pas de mode de
traitement, qu'il n'est pas d'influence atmosphérique qui puisse d'une
manière certaine en arrêter le cours, qui puisse même atteindre assez
fréquemment ce résultat pour leur donner pleinement gain de cause.
Tout ce qu'on peut leur demander, c'est de prolonger, dans une certaine
mesure, l'existence du malade, et surtout d'en embellir la fin. Ce dernier avantage suffirait seul, à mes yeux, pour légitimer l'émigration.
Dans le nord de la France, le malheureux phthisique se voit, dès le
commencement de notre long hiver, et à la première bronchite, con-
damné au séjour de la chambre, privé de toute distraction extérieure,
de toute relation sociale. Son existence se passe entre son foyer et son lit.
L'exécution des prescriptions médicales, quelques lectures, quelques con-
versations, viennent seules rompre le cours de ses pensées, incessamment
tournées vers son état maladif. Se décide-t-il, au contraire, à changer de
pays, l'espérance, si prompte à renaître dans cette cruelle maladie, se
rallume. Le voyage, les petits soins qu'il entraîne, la vue d'objets nouveaux, une série d'impressions nouvelles le raniment. Dans le lieu qu'il
a choisi pour asile, une température plus égale et plus douce lui permet,
en tout temps, la promenade, les visites en voiture ou à pied ; il peut,
jusqu'à son dernier jour, respirer l'air des champs, jouir des charmes
de la campagne. Ses digestions sont favorisées par l'exercice et l'influence vivifiante de l'atmosphère extérieure, les nuits sont meilleures,
les forces se soutiennent ; les bronchites intercurrentes sont plus rares
sous un ciel plus clément, et cette cause si active d'accélération dans la
marche de la tuberculisation pulmonaire se trouve en partie écartée.
L'existence peut ainsi se prolonger pendant quelque temps, et dans tous
les cas, le malade arrive à sa dernière heure insensiblement et sans
l'avoir pressentie. Voilà comment je comprends les avantages de l'émigration, voilà comment je m'explique l'influence du climat sur la marche
de la tuberculisation pulmonaire. Impuissante pour l'arrêter d'une

manière définitive, ce n'est qu'indirectement qu'elle l'entrave ; elle n'y parvient pas toujours, et pour que le malade puisse l'espérer, il faut qu'une direction éclairée préside au choix de sa résidence.

La phthisie redoute tous les extrêmes, la chaleur trop élevée comme le froid trop vif, l'humidité comme la sécheresse exagérées ; elle craint toutes les perturbations, et par-dessus tout celles qui sont brusques et fréquentes. Les grandes brises qui règnent habituellement dans les lieux élevés, l'atmosphère humide et pesante des vallées, lui sont également contraires. Ils doivent rechercher les lieux situés à une élévation suffisante, et à une distance assez grande de la mer et des grands cours d'eau pour ne pas en ressentir l'influence immédiate. Leur habitation doit être abritée des vents qui règnent le plus habituellement dans la contrée.

C'est en partant de ces principes, qui sont admis par tout le monde, que nous allons passer en revue les pays dont nous avons encore à nous occuper.

I. — ESPAGNE.

L'Espagne ne paraît pas convenir aux phthisiques.

« La phthisie n'est pas rare dans le midi de la péninsule espagnole, malgré la douceur et la stabilité du climat (1). »

« On a constaté également que la consomption pulmonaire était très répandue en Espagne et en Portugal, spécialement dans les capitales de ces deux royaumes (2). »

Cadix. — A Cadix, le seul point de l'Espagne que j'aie fréquenté, les affections aiguës de poitrine sont fréquentes et graves. La position géographique l'explique assez. Entourée de toutes parts par la mer, elle est balayée par les vents du large qui rafraîchissent l'atmosphère et l'imprègnent d'humidité, tandis que de fortes brises d'est qui viennent de terre et alternent avec eux, y causent une chaleur sèche et accablante. Les navires qui s'y trouvent en station comptent toujours, parmi leurs malades, un assez grand nombre d'affections aiguës des voies respiratoires. Le brick *l'Endymion*, en 1835 et 1837, y essuya une épidémie de grippe, et renvoya en France 2 hommes atteints de phthisie très avancée.

(1) Chervin, *Lettre à M. Latour.*
(2) M. Andral, *Additions à Laënnec.*

Gibraltar. — Quant à Gibraltar, toutes les opinions concordent à tel point qu'il est inutile de les citer. La phthisie fait éprouver de grandes pertes à la garnison anglaise ; c'est, dit M. Hennen, la véritable endémie de ce rocher. Sur 60269 soldats qui y ont passé en dix-neuf ans, on a compté 394 phthisiques, 1 sur 178 (1).

La côte orientale semble dans de meilleures conditions, mais on ne possède pas de renseignements suffisants pour les croire préférables aux autres points de la Méditerranée, et, dans l'opinion de tous, notamment dans celle de M. Andral (2), la phthisie est une des maladies les plus répandues sur ce littoral.

Baléares. — Les Baléares pourraient peut-être faire exception. La ville de Palma, à Maïorque, me paraît remplir une partie des conditions que j'ai énoncées. Elle est située au fond d'une baie ouverte du côté du sud ; elle est abritée contre les vents de nord par de hautes montagnes. La température y est assez élevée, mais uniforme, les nuits n'y sont pas trop fraîches. Pendant le séjour qu'y fit l'escadre de la Méditerranée, en 1846, elle n'y compta que fort peu de malades. Lorsque je visitai l'hôpital de Palma, il n'en renfermait également qu'un très petit nombre ; les femmes atteintes de syphilis y étaient en majorité. On conçoit que, sur de pareilles données, je ne me hasarderais pas à en conseiller le séjour à des phthisiques ; j'ai voulu seulement attirer l'attention sur un point peu connu et qui mérite de l'être.

II. — FRANCE.

Marseille. — Le midi de la France ne nous arrêtera pas longtemps ; il offre peu de localités dont le séjour puisse convenir aux tuberculeux. « Évitez Marseille, tout le littoral de la Méditerranée ; évitez Montpellier, Pau, Bayonne, » dit M. Andral. « A Marseille, d'après D. Raymond (3), la sécheresse de l'air est excessive, et la fréquence des vents de nord-ouest. qui de plus est ordinairement très froid, y fait dominer les affections de poitrine. Les phthisies sont les maladies les plus communes après les maladies aiguës ; les femmes y sont plus sujettes que les

(1) M. Tulloch, travail déjà cité.
(2) Laënnec, *Traité d'auscultation médicale.* Paris. 1836, addition de M. Andral.
(3) *Mémoires de la Société royale de médecine*, t. II, p. 128.

hommes. C'est principalement l'été qu'elles se forment et qu'elles se terminent. Sur 9 adultes, 2 en périssent, et de 23 adultes 10 meurent de maladies de poitrine. » Le docteur Brunache a constaté sur les registres de l'Hôtel-Dieu de cette ville qu'on y comptait 1 phthisique sur 4 décès.

Toulon. — A cet égard, Toulon est dans les mêmes conditions que Marseille. Le mistral y souffle avec plus de violence encore et amène des abaissements de température si brusques, une telle sécheresse, qu'on en éprouve l'influence même dans les appartements fermés.

Nous avons indiqué plus haut le nombre de phthisiques morts à l'hôpital de la Marine en 1853 et en 1854, et cependant ce chiffre, quelque considérable qu'il soit, est encore atténué par l'épidémie de choléra qui a décimé la population dans le cours de cette dernière année. Cannes et la Ciotat sont dans le même cas.

Montpellier. — La ville de Montpellier, quoique plus éloignée de la mer, n'offre pas aux tuberculeux un asile plus assuré. Un des professeurs qui ont illustré cette Faculté, Baumes, s'exprime ainsi à son égard : « Le vent de nord règne le plus communément en hiver et au printemps ; sa violence est souvent très incommode, parce qu'il est très froid, pour avoir passé sur la neige des montagnes voisines. Il faut avoir la poitrine bien constituée pour résister à ses impressions (1). » D'après une topographie publiée en 1810 par Muret, sur 2750 admissions qui eurent lieu en 1763 à l'Hôtel-Dieu de cette ville, on compte 154 décès, dont 55 dus à la phthisie : plus d'un tiers (2) ! »

Aix. — La ville d'Aix, jadis très fréquentée par les phthisiques, ne paraît pas mériter sa réputation. Il y vente autant et il y fait au moins aussi chaud qu'à Marseille. Pau ne leur est pas plus favorable, d'après MM. Andral et Bricheteau.

Hyères. —Le seul point qui leur convienne, dans le midi de la France, c'est la petite ville d'Hyères et non les îles, qui ne sont que d'inhabitables rochers. Hyères n'est qu'à quatre lieues de Toulon, mais elle en est séparée par une chaîne de collines, sur le versant méridional de laquelle elle s'élève et qui la protége du mistral, qui pourtant y souffle parfois avec assez de force. Assez élevée, assez éloignée de la mer pour n'avoir rien à redouter des salines qui bordent la côte, perdue au milieu des

(1) *Traité de la phthisie pulmonaire*, Paris, 1805, t. I, p. 237.
(2) M. Bricheteau, *loc. cit.*

orangers et des baies de lauriers-roses, elle constitue le plus charmant séjour qu'un malade puisse choisir. M. Barth (1) en a fait, du reste, ressortir les avantages, avec un talent qui ne permet guère d'ajouter quelque chose au portrait qu'il en a tracé. Les affections de l'appareil respiratoire, les catarrhes pulmonaires, les pleurésies chroniques lentes à se résoudre, l'asthme, l'emphysème pulmonaire doivent évidemment s'améliorer dans cette atmosphère douce et pure. Quant aux tubercules pulmonaires, ma confiance ne va pas, je l'avoue, aussi loin que celle de M. Barth : le cimetière d'Hyères, il a pu s'en assurer comme moi, est peuplé de phthisiques, et la mort n'épargne qu'un bien petit nombre de ceux qui vont s'y réfugier. Les médecins du pays en conviennent du reste. « Un grand nombre de phthisiques y viennent tous les ans, dit M. Andral, non pas y trouver la guérison complète de leur mal, mais un prolongement plus ou moins long de leur existence. » Cette appréciation n'est malheureusement que trop vraie.

III. — ITALIE.

A. RÉGION SEPTENTRIONALE.

L'Italie est plus favorisée que la France, sous le rapport du climat. Elle offre aux malades beaucoup plus de ressources, elle a pour eux plus de charmes. C'est en général vers ces riantes contrées qu'ils se dirigent ; c'est le refuge des phthisiques de tous les pays, mais on ne peut pas sans danger leur en conseiller le séjour d'une manière absolue. Bien des villes, surtout parmi celles du littoral, leur sont plus contraires que le centre et même que le nord de la France.

Nice.— Nice est un des points qu'ils préfèrent, et cependant, abstraction faite des ressources et des plaisirs qu'offre une grande ville, Nice n'est pas comparable à Hyères au point de vue hygiénique. M. Barth fait observer qu'elle est rapprochée des Alpes, qui n'en sont qu'à trois ou quatre lieues, qu'elle est située sur le bord de la mer, et par conséquent plus exposée aux pluies et aux brouillards ; qu'elle est traversée par un torrent qui y entretient de l'humidité, que la température y est moins élevée et moins constante qu'à Hyères. Si Nice est abritée des vents de nord-ouest, le vent d'est qui y règne, surtout en avril et en mai, est tout

____

(1) *Notice topographique et médicale sur la ville d'Hyères.* Paris, 1839.

aussi nuisible pour les tuberculeux. Les variations de température y
sont communes, dit Fodéré : j'ai vu plusieurs Anglais qui étaient venus
chercher la santé à Nice, y trouver la mort avec une rapidité effrayante.
Un médecin anglais, le docteur Pugh, a fait des observations analogues.
« Sur sept personnes (six jeunes hommes et une dame âgée) attaquées
de phthisie, toutes moururent dans le courant de l'hiver qu'il passa à
Nice. S'ils étaient restés en Angleterre, ou dans le midi de la France,
j'oserais croire fermement, dit-il, que des six, il en vivrait encore quatre ;
leur dissolution aurait été au moins retardée. Plusieurs Anglais, arrivés
à Nice en bonne santé, ont été attaqués de fièvres inflammatoires violentes,
et tous ont plus ou moins souffert du poumon. » A l'hôpital de Nice.
d'après M. Bricheteau, un septième des décès est dû à la phthisie. « C'est
donc bien à tort que les médecins conseillent le séjour de cette ville (1). »

Menton, Villefranche, Monaco. — Il n'en est pas de même de Menton
et de Villefranche. D'après Carrière, il est peu de localités dont le climat convienne mieux aux tuberculeux. Il est doux sans être trop humide,
chaud sans cesser de rester tempéré. Les oscillations thermométriques
y sont si rares et si faibles, qu'elles ne peuvent jamais déterminer de
fortes secousses sur les organisations les plus débilitées. Si n'était l'eau
de ses lagunes et ses sources minérales, Venise devrait, d'après cet
auteur, céder le pas à Menton (2).

Monaco ne jouit pas des mêmes avantages ; l'inconstance de sa température doit en interdire le séjour aux phthisiques. (Carrière, *Climat
de l'Italie.*)

Gênes. — Gênes leur convient encore moins. En raison de sa situa-
tion, elle reçoit l'influence de tous les vents qui soufflent des différents
points de l'horizon. Le nord-ouest y règne aussi tumultueusement peut-
être que dans le golfe de Naples. La température moyenne de l'hiver
est assez élevée, 8°,49. Elle dépasse celle de Rome, 8°,1 ; mais elle n'ex-
clut pas les caprices thermométriques qui se répètent, avec une extrême
fréquence, pendant la froide saison. Elle doit rester exclue des stations
médicales qui peuvent servir la thérapeutique des affections chroniques.
Les maladies qui occupent la première place dans la pathologie génoise,

(1) Andral, *Cours de pathologie.*
(2) Ed. Carrière, *Le Climat de l'Italie, sous le rapport hygiénique et médical.* Paris, 1849,
p. 509. Quelques faits me portent à partager l'opinion de Carrière, au sujet de cette localité.

sont les pneumonies, les rhumatismes, les catarrhes et la phthisie
(Carrière, *loc. cit.*). Cette dernière maladie y entre pour un sixième dans
le chiffre des décès.

Les autres points de la côte ne partagent pas ces causes d'insalubrité. De Gênes à Spezzia, le chemin traverse une série de villes ou de
villages abrités par de puissantes montagnes et présentant les conditions
hygiéniques les plus favorables. Nervi, Chiavari, Servi, Moneglia,
la baie de la Spezzia, jouissent d'un climat d'une grande douceur. Cette
rade admirable, dans laquelle j'ai passé quelques jours au mois de
septembre 1846, m'a paru mériter à tous égards sa réputation.

Milan. — En remontant vers le nord, les influences climatériques
changent d'une manière sensible. Milan est exposé à tous les vents.
Celui du sud lui arrive des cimes de l'Apennin, ceux de l'ouest et du
sud-ouest, après avoir traversé les Alpes. La température y est froide
et très variable. On a vu le thermomètre y descendre à 15° au-dessous
de zéro. La moyenne de l'hiver est de 1°,99. Le climat de cette capitale
ne saurait donc convenir aux phthisiques. On passe à Milan, on n'y
séjourne pas.

Les bords des lacs Majeur et de Côme sont bien préférables ; ce
dernier surtout peut rendre de grands services dans les affections
chroniques de poitrine (Carrière).

Venise. — Venise est, de l'avis général, une des villes de l'Italie qui
conviennent le mieux aux tuberculeux. Il serait impossible, dit Carrière,
d'inventer un climat qui leur fût plus favorable. Là, pas de vents violents, pas de transitions brusques. La température moyenne de l'année
est de 13°,26, la moyenne de l'hiver est de 3°,35, celle de l'été de 22°,82.
Les oscillations diurnes sont très faibles, la phthisie très rare. Brera
avait déjà fait cette remarque ; M. Ollivier (d'Angers) l'a vérifiée. Sur
1200 malades admis annuellement à l'hôpital de cette ville, on ne ren-
contrait que 7 ou 8 phthisiques (1). Un médecin italien, le docteur
Hyacinthe Namias, a publié, il y a quelques années, sur le climat de
Venise, un livre dont la *Gazette médicale* a donné l'analyse (2). Il entre
dans les mêmes considérations que Carrière, il signale aussi la rareté

----

(1) *Bulletin de l'Académie*, t. IX, p. 173.
(2) Paris, 1848, page 249.

de la phthisie, mais par un sentiment de réserve facile à apprécier, il s'abstient de conclure en ce qui touche à l'émigration.

B. RÉGION MOYENNE DE L'ITALIE.

Pise. — On regarde généralement Pise comme pouvant occuper le même rang que Venise. M. Bricheteau la fait même passer en première ligne. C'est, dit-il, une sorte de serre chaude, où l'on est admirablement, pour vivre à l'abri des variations atmosphériques ; c'est une des stations médicales qui reçoivent le plus de malades. Le climat est cependant un peu trop humide, c'est ce que pense Carrière, et c'est aussi ce que j'ai cru remarquer lorsque j'y suis passé en 1846. Là, comme ailleurs, il succombe bien des phthisiques, un grand nombre de malades meurent peu de temps après leur arrivée, et je pourrais en citer un douloureux exemple, dont tout le monde en France a gardé le souvenir. Il est même admis, dans la pratique locale, que le climat pisan peut être nuisible pendant les derniers temps de la maladie.

Livourne. — Pise est la dernière station convenable que nous rencontrions en descendant vers le sud. A Livourne, la phthisie entre pour près d'un neuvième dans la totalité des décès (1).

Sienne. — A Sienne, le vent de nord-ouest, si malsain sur les côtes de la Méditerranée, souffle avec violence sur une localité sans abri, et entretient dans l'atmosphère une agitation continuelle. Le séjour de Sienne est mortel pour les tuberculeux (Carrière).

Florence. — Celui de Florence leur est peut-être plus contraire encore. M. Andral le croit même plus funeste que celui de Gênes et de Naples. Le froid y est vif en hiver, la chaleur intense en été. Le vent du nord y souffle assez souvent, pour que la prédominance des vents antagonistes n'en neutralise pas les effets. Les transitions y sont brusques et fréquentes, la forme essentiellement mobile du climat en fait un séjour dangereux. D'après la statistique établie par M. Journé, pour l'hôpital de Sainte-Marie-Nouvelle, la phthisie serait, à la totalité des décès, comme 1 est à 6 1/18. Il est vrai que, dans un autre tableau, il ne la porte qu'à un onzième.

(1) Journé, *Recherches statistiques sur la phthisie en Italie* (*Bulletin de l'Académie.* Paris, 1839, t. III, p. 547).

Rome. — Le climat de Rome est humide et malsain. Les fièvres intermittentes y dominent la pathologie. Elles sévissent surtout depuis le mois de juillet jusqu'au mois de septembre. C'est l'époque de la malaria. Les grandes familles romaines émigrent presque toutes dans cette saison. Lorsque je m'y trouvais, au mois d'août 1846, tous les palais étaient déserts. La température y est assez uniforme et les vents de la partie du sud prédominants.

La ville de Rome a joui pendant longtemps, dans le traitement de la phthisie pulmonaire, d'une réputation qui commence à décroître, depuis que la présence d'une armée d'occupation a permis aux médecins français de l'étudier de plus près. « Le séjour de Rome est très favorable aux phthisiques, surtout dans la première période, surtout encore s'il y a irritabilité pulmonaire (1). La phthisie ne compte que pour un vingtième dans les décès. » M. Carrière formule une opinion analogue. Il en est de même de M. Bricheteau : « Le climat de Rome, dit-il, peut être considéré comme le second de l'Italie, par rapport à son influence sur les poitrines malades ; il est éminemment utile aux personnes menacées de phthisie, mais il ne convient plus dans les deux derniers degrés de cette maladie. M. d'Assis prétend même qu'alors la marche de la phthisie y est plus rapide qu'en Angleterre. »

Des recherches plus récentes s'élèvent contre cette manière de voir. Il résulte des observations faites par M. Journé, qu'à Saint-Jean de Latran, sur 2540 femmes admises de 1834 à 1836, 126 étaient atteintes de phthisie, et que, dans le même laps de temps, sur 379 décès, 110 étaient dus à cette cause. Ce qui donne l'effrayante proportion de 1 sur 3,25, chiffre qui n'est dépassé qu'à Naples.

Cette maladie a fait également, dans l'armée d'occupation, plus de ravages qu'elle n'en fait en France sur un même nombre de soldats. M. Félix Jacquot (2) donne le tableau suivant des décès survenus en 1851.

(1) M. Andral, *Clinique médicale.*
(2) *Histoire médicale du corps d'occupation des États romains* (*Gazette médicale*, 1854, p. 438).

Fièvres pernicieuses.	15
Fièvres typhoïdes	12
Méningite cérébro-spinale	9
Phthisie pulmonaire	7
Pleurésie chronique	4
Variole	4
Affections organiques du cœur	3
Cachexie paludéenne, ascite.	3
Commotion de la moelle épinière.	2
Encéphalite traumatique.	2
Diarrhée chronique	1
Rougeole maligne	1
Choléra sporadique.	1
Catarrhe pulmonaire.	1
Tumeur blanche.	1
Péritonite traumatique.	1
Tétanos traumatique.	1
Total.	68

En 1850, les maladies n'avaient pas tout à fait occupé les mêmes degrés sur l'échelle de gravité.

Fièvres pernicieuses et cachexies	21
Phthisie pulmonaire.	11
Méningite cérébro-spinale.	3
Fièvre typhoïde	2
Total.	37

M. Jacquot fait remarquer, à juste titre, la fréquence de la phthisie pulmonaire. Elle occupe le deuxième rang en 1850 et le quatrième en 1851. Dans cette dernière année, elle fait 7 victimes sur 68 décès, ou 1 sur 9,71, proportion beaucoup plus forte que celle que nous avons assignée, d'après M. Benoiston de Châteauneuf, à l'infanterie française (1 sur 13,6). Ainsi, voilà un corps d'armée composé, au départ, d'hommes parfaitement valides, ayant laissé dans les hôpitaux de France toutes les santés suspectes ; il séjourne dans le pays dont on recommande l'habitation aux phthisiques, et il y perd, par cette maladie, un quart de plus qu'il ne l'eût fait en France. Je crois qu'à l'avenir ces faits devront être pris en sérieuse considération, lorsqu'il s'agira de diriger des malades sur la ville éternelle.

Je ne puis m'empêcher de faire remarquer, avant de passer outre,

qu'à Rome, que M. Boudin cite comme une des localités où se vérifie
la loi d'antagonisme, les fièvres intermittentes, la fièvre typhoïde et
la phthisie règnent de concert et avec une intensité qui ne laisse pas
de place au doute.

C. RÉGION MÉRIDIONALE DE L'ITALIE.

Naples. — Naples, par laquelle nous terminerons cette revue de
l'Italie, ne donne pas prise à la même incertitude. Tout le monde la
considère, avec raison, comme une des villes du monde où il meurt
le plus de phthisiques. Cela ne surprendra pas les personnes qui connaissent les vicissitudes de ce beau ciel napolitain. Placée entre la mer
et les Apennins, exposée aux souffles glacés qui descendent de ces montagnes, aux vents du sud qui ont traversé les déserts brûlants de l'Afrique, elle passe à chaque instant par des alternatives de sécheresse et
d'humidité, de froid et de chaleur, qui doivent être fatales aux tuberculeux. Le thermomètre y descend parfois au-dessous de 0 degré. Il y
neige ; il y tombe, dans l'hiver, des pluies torrentielles qui commencent
même avec l'automne. Pendant le séjour que j'y ai fait, en août 1846, il
a plu presque tous les jours. Sans doute, ces vicissitudes atmosphériques sont de courte durée, et cette ville n'en est pas moins pour cela
la plus séduisante de toute l'Italie ; mais les phthisiques doivent se tenir
en garde contre l'attrait qui les y attire. D'après les relevés de M. Journé,
la phthisie, dans les hôpitaux civils, est à la totalité des décès comme
1 est à 2 1/3, et, dans les hôpitaux militaires, comme 1 est à 3 6/7,
proportion qui dépasse de beaucoup, surtout pour ces derniers, celle
qu'on obtient, par le même calcul, dans les hôpitaux de Paris. D'après
Requin (1), elle serait, il est vrai, plus faible : elle ne dépasserait pas
1/10 pour les militaires et 1/15 pour le reste de la population. Mais,
même en acceptant ces données, le golfe de Naples n'en est pas moins
un des points de l'Italie qu'il faut interdire le plus sévèrement aux
tuberculeux. Il en est de même de celui de Salerne. Gaëte, au contraire,
semble leur offrir de meilleures conditions climatériques (2).

Sicile. — Je n'ai pas de données suffisantes pour formuler une opi-

(1) *Gazette médicale*, 1834.
(2) Carrière, *Le climat de l'Italie*. Paris, 1849, p. 235.

nion raisonnée au sujet de la Sicile. Je ne connais que Syracuse et Messine, et je n'en conseillerais pas le séjour. Il fait, pendant l'été, dans la baie de Syracuse, une chaleur accablante. Les brises de sud y soufflent avec force, et je ne crois pas avoir ressenti, même au Bengale, de vent plus brûlant que celui-là. Il m'a paru faire moins chaud à Messine ; mais le vent, resserré dans la gorge étroite que forment les montagnes de la Calabre et l'extrémité orientale de la chaîne qui partage la Sicile, règne souvent avec force dans le détroit.

IV. — MALTE. ILES IONIENNES.

Malte et les îles Ioniennes partagent le sort du littoral de la Méditerranée. Elles ne conviennent pas aux phthisiques. Les troupes anglaises en comptent un grand nombre, et leurs médecins les renvoient en Angleterre. D'après un tableau dressé par Clark (1), sur 1000 hommes de garnison il en meurt annuellement :

A Malte. . . . . { De diverses maladies. 14,7
                           { De phthisie. 2,6
La phthisie y est donc à la totalité des décès . . . . :: 1 est à 6,5
Aux îles Ioniennes. . . . . { De diverses maladies. 26,6
                                  { De phthisie pulmonaire. 2,1
Proportion . . . . 1 à 13,66

D'après la statistique déjà citée de M. M'Tulloch, sur 40,826 soldats, qui, pendant un laps de vingt années, ont fait partie de la garnison de Naples, on a compté 46,039 malades et 235 phthisiques, 1 phthisique sur 169 soldats. Aux îles Ioniennes, le même calcul a donné 84,438 malades sur 70,293 soldats en vingt ans. Le nombre des phthisiques a été de 339, 1 phthisique sur 206 soldats. Ce ne sont pas là sans doute des proportions bien élevées ; elles suffisent toutefois pour justifier la réputation faite à ces îles et pour en éloigner les tuberculeux.

V. — GRÈCE.

La Grèce est-elle plus favorisée ? M. Boudin le pense. Il résulte de ses observations, confirmées par celles des docteurs Gaspard Roux, médecin en chef de l'expédition française de Morée, en 1828, et Duponchel, que les maladies aiguës de poitrine sont rares en Morée et d'une

(1) *Traité de la consomption pulmonaire.*

faible intensité. Sur 100 valétudinaires rénvoyés en France à la fin de l'année, dit le docteur Roux (1), deux ou trois seulement se plaignaient de toux et aucun d'eux n'offrait de lésion thoracique grave. Là s'arrête la citation de M. Boudin ; mais si l'on continue la lecture de cet intéressant document, on éprouve quelque surprise en voyant que le nombre des décès dus à la phthisie, dans les différents hôpitaux établis à Navarin, à Modon, etc., se rapproche considérablement de ce qu'il est ailleurs. Ce n'est guère qu'à l'hôpital de Modon, qu'on a tenu un compte exact de la nature des maladies, mais cela suffit pour donner une idée de ce qui a dû se passer ailleurs. Voici un extrait de ces tableaux :

Décembre 1828.
Causes des décès.

Hôpital de Navarin	{ Diarrhées . . . . 20 { Pneumonie chronique. 1	} 21
Hôpital de Modon.	/ Dysentérie chronique. . . . . 15 { Anasarque et diarrhée colliquative. . 4 \ Phthisie pulmonaire 4	} 23

Janvier 1829.

Hôpital de Modon.	/ Dysentérie chronique. . . . . 8 { Entérite chronique. . . . . 2 \ Affections chroniques des poumons . 4	} 14

Février.

Hôpital de Modon.	/ Affections diverses. . . . . 4 { Phthisie. . . . . 1 \ Bronchite chronique. 2	} 7

Mars.

Hôpital de Modon	{ Maladies diverses. . . . . 3 { Affections de poitrine. 0	} 3

A l'époque du retour en France.

Hôpital de Marseille.	{ Maladies diverses. . . . . 5 { Affections de poitrine 8	} 13

Total. 81

Ainsi, sur 840 décès qui ont eu lieu pendant l'expédition, il en est 81 seulement au sujet desquels on a fourni des renseignements précis, et sur ce nombre, 20, ou un quart, ont été dus à des affections de poitrine ; 10, ou un huitième, à des affections qualifiées de chroniques. Cela coïncide peu avec les assertions précédentes et ne s'éloigne pas sensiblement de ce qu'on voit dans toutes les garnisons.

(1) *Histoire médicale de l'armée française en Morée.* Paris, 1829, in-8.

VI. — TURQUIE.

La Turquie est placée en dehors de la ligne isotherme que nous avons prise pour limite ; il en est de même de Venise et de Toulon, dont j'ai cependant parlé, et nous pouvons bien faire la même exception en faveur de Constantinople, dont le climat est au moins aussi chaud dans la belle saison. Nous avons vu, dit M. Rigler (1), la chaleur de certains étés tellement violents, qu'outre une sécheresse générale, il en résultait des morts subites chez les individus qui s'exposaient trop longtemps aux ardeurs du soleil. Il est vrai que dans l'hiver, qui dure jusqu'au mois d'avril, le froid est aussi rigoureux qu'à Paris. Il varie à cette époque entre —7° et —10° et descend parfois jusqu'à —15° centigrades. La mer se couvre alors d'une couche de glace assez épaisse pour empêcher le passage des caïques. De cet abaissement considérable de température, on passe assez fréquemment à une élévation assez sensible pour simuler une journée d'été. En hiver comme en été, les transitions atmosphériques sont si brusques et si fréquentes, que le vent passe, en un instant, du nord au sud, et *vice versâ,* en déterminant des oscillations thermométriques de 5° à 15° (2). Les bronchites, les pneumonies, les pleurésies, y sont très fréquentes. La grippe et le croup y sévissent épidémiquement tous les ans. La phthisie pulmonaire y est très répandue. Elle est, d'après M. Beyran, aussi fréquente qu'à Paris. Elle atteint plus fréquemment les nègres, plus souvent les femmes que les hommes, et surtout les jeunes soldats originaires des montagnes. Elle fait de grands ravages parmi les Albanais. Ce médecin n'a pas remarqué non plus d'antagonisme entre la phthisie et les fièvres intermittentes, si communes en Turquie et qui règnent d'une manière endémique dans certains quartiers de Constantinople, pas plus qu'entre elles et la fièvre typhoïde, qui y est aussi commune qu'à Paris. Constantinople est donc, d'après ces considérations, une des villes dont il faut éloigner les tuberculeux avec le plus de soin.

VII. — ÉGYPTE.

C'est en Égypte que Celse envoyait ses phthisiques, et cette contrée mérite, à ce qu'il paraît, son antique réputation par la douceur de son climat. La tuberculisation pulmonaire y est beaucoup plus rare qu'en

(1) *La Turquie et ses habitants au point de vue médical.*

(2) Beyran, *Turquie médicale (Union médicale,* 1854).

Europe, au dire du professeur Griesinger (1). Il en est de même des autres affections des organes respiratoires. Sur 1,087 malades traités à sa clinique de l'hôpital de Casr-el-Am, il a compté 16 phthisiques dont la plupart succombèrent, 38 bronchites, 5 cas d'emphysème, quelques bronchites capillaires, 21 pneumonies, 17 pleurésies, 1 cas de croup et une épidémie de grippe. Ces chiffres, on en conviendra, ne justifient pas l'opinion de l'auteur. 1 phthisique sur 67 malades me semble une proportion fort raisonnable, surtout dans un pays de fièvres, surtout alors qu'on avoue que la plupart des malades ont succombé. Elle dépasse celle des troupes anglaises aux Antilles, à Sainte-Hélène, à Maurice, à Malte, dans tous les points considérés comme nuisibles aux tuberculeux. M. Griesenger ne leur en conseille pas moins de venir se fixer en Égypte, mais pour l'hiver seulement. Ils devront aller passer l'été en Syrie. Il avertit aussi que ce séjour ne convient pour ainsi dire qu'au début de la maladie. Voilà, comme on le voit, bien des restrictions.

<h2 style="text-align:center">VIII. — ALGÉRIE.</h2>

De l'Égypte, nous passons en Algérie sans nous arrêter à Tripoli et à Tunis, où pas un médecin n'aura l'idée d'envoyer des malades, s'il a mis une fois le pied dans ces horribles fournaises.

L'Algérie est la terre promise des phthisiques, au dire des médecins de l'armée. Or, comme l'Algérie est leur domaine et qu'ils l'exploitent avec autant d'ardeur que de talent, nous ne pouvons nous dispenser de nous rendre à leur opinion. Nous ferons toutefois quelques réserves. Les nombreux documents publiés à ce sujet, depuis l'époque où il a fixé l'attention de l'Académie (2), sont d'accord pour établir ce fait, qu'à Alger et dans les postes voisins la phthisie fait peu de ravages dans les rangs de nos soldats. Les maladies de poitrine, dit aussi M. Boudin, sont très rares à Alger. Sur 1,368 fiévreux admis à l'hôpital militaire de cette place, depuis le mois d'avril jusqu'au mois d'octobre 1840, on n'a compté que 9 phthisiques, 1 sur 152 (M. Laveran). Il résulte du dépouillement des rapports des officiers de santé que sur 40,341 malades on compte seulement 62 phthisiques, 1 sur 650, et une seule mort par phthisie sur 102 décès (3). M. Bonnafont, qui n'a pas adopté les idées de M. Boudin relativement à l'antagonisme, partage son opinion sur le point qui nous

<hr>

(1) *Observations cliniques et anatomiques sur les maladies de l'Égypte.*
(2) *Bulletin de l'Académie de médecine,* Paris, 1836, t. I, p. 33; t. VIII, p. 931.
(3) Casimir Broussais, *Bulletin de l'Académie de médecine,* séance du 4 avril 1843.

occupe. La mortalité des phthisiques, dit-il, est infiniment moindre qu'en Europe, puisqu'elle n'est pour la population militaire que de 1 sur 19,55 de la mortalité générale (1).

A Médéah, sur 777 fiévreux admis à l'hôpital, du mois d'avril au mois de septembre 1842, M. Bretschell signale 609 cas de fièvre et pas un phthisique.

A Blidah, sur 798 décès, la phthisie n'en a causé que 10, 1 sur 79,80 (M. Finot).

A Bone, sur 6,245 admissions en trois ans, M. Moreau n'a compté que 12 phthisiques, 1 sur 520.

Ainsi donc, sur tous ces points de l'Algérie, l'armée compte moins de phthisiques qu'en France. Je ne reproduirai pas les objections fondées qu'on a faites à ces chiffres, les médecins d'Afrique se sont empressés de les devancer et de convenir avec loyauté que de pareils documents ne suffisaient pas pour résoudre la question. Ils n'en conservent pas moins l'importance que leur donnent leur nombre, leur concordance et le caractère des hommes qui les ont produits.

Quant à la population civile, les proportions sont déjà moins favorables. La phthisie entre pour un vingtième dans la totalité des décès. Elle est pour les Européens de 1 sur 15,5, ce qui se rapproche considérablement de ce qu'on observe dans la majorité des villes de France, ce qui dépasse la proportion qu'elle atteint dans nos campagnes où elle n'entre guère que pour un trentième dans le nombre des décès. Enfin, ce privilége dont jouit le littoral disparaît quand on s'en éloigne. A Tlemcen, la phthisie est assez commune, d'après M. Catteloup. A Constantine, sur 2,300 malades on a perdu 15 phthisiques. Sur 8 femmes européennes mortes en deux ans, 4 ont succombé à la tuberculisation pulmonaire. Plusieurs soldats atteints de rhumes opiniâtres qu'ils avaient presque oubliés, dans la province d'Alger, les ont vus reparaître à Constantine. Ils auraient fini par succomber si on ne les avait pas évacués (2).

Peut-on inférer de tout celà que la phthisie suspend sa marche dans le nord de l'Afrique, et qu'il y a lieu d'y envoyer les tuberculeux. Ce

(1) Communications de MM. Bonafont, C. Broussais, Michel Lévy, *Bulletin de l'Académie de médecine*, séance du 23 mai 1843, t. VIII, p. 936.

(2) Consultez entre autres, *Recueil de mém. de médecine et de chirurgie militaires*, t. XLIV, XLVII, LIII, et de la 2ᵉ série, t. VIII, XII, XIII.

serait, je crois, une conclusion prématurée. D'abord ces documents laissent subsister des lacunes qui leur ôtent une partie de leur valeur. Le nombre des admissions dans un hôpital militaire est une base sur laquelle on ne peut s'appuyer ; le même homme peut y entrer dix fois dans la même année pour des bronchites, des accès de fièvre, ou pour une plaie au pied. Cela est si vrai que, dans toutes les statistiques que nous avons reproduites, le chiffre des malades dépasse de beaucoup celui de l'effectif. Le nombre des décès est plus significatif, mais il lui faut un complément nécessaire, c'est celui de l'effectif sur lequel il a porté. Ce terme de comparaison devient surtout indispensable dans les pays insalubres. Ainsi, nous avons vu qu'aux Antilles, par exemple, où la phthisie n'entre que pour un trentième dans le chiffre des décès de l'infanterie de marine, elle n'en fait pas moins périr 1 soldat sur 277, c'est-à-dire plus du double de ce qu'on remarque dans l'armée de terre, qui compte cependant 1 phthisique sur 13,6 décès. Qui peut affirmer qu'en Algérie il ne se passe pas quelque chose d'analogue tant dans l'armée que dans la population. D'un autre côté, si des troupes d'élite, ayant déjà fait en France un assez long séjour pour s'être débarrassés de tous leurs phthisiques, n'en comptent qu'un petit nombre sous le ciel de l'Afrique, il n'est pas rigoureux d'en conclure que les phthisies déclarées y éprouveront de l'amélioration. Ce fait constitue une présomption, mais il n'établit pas une certitude, et il faut, je crois, attendre encore avant de classer définitivement l'Algérie parmi les pays qui conviennent aux tuberculeux.

IX. — Madère.

Si nous quittons l'ancien continent pour passer en Amérique, nous trouvons, sur notre route, et tout près de la côte de Maroc, une dernière station que nous ne devons pas négliger ; car c'est le point du globe qui réalise de la manière la plus complète le type climatérique dont nous poursuivons la recherche. Les médecins anglais regardent Madère comme préférable aux localités les plus favorisées de l'Italie. Fothergill exprimait déjà cette opinion en 1776 ; Clark l'a émise depuis, et tous ses compatriotes l'ont adoptée. On serait peut-être porté à penser que sa réputation tient à l'éloignement et au peu d'occasions qu'ont les médecins français d'en vérifier la valeur ; mais il n'en est rien. J'ai été maintes fois à même d'entendre exprimer le même avis par des chirurgiens de

la marine qui y avaient relâché. Le climat en est d'une douceur sans
égale, plus chaud pendant l'hiver et plus frais pendant l'été que celui
de l'Italie ; il offre moins de différences entre la température du jour ét
celle de la nuit ; les saisons y sont moins tranchées, les variations
diurnes presque nulles. Il y pleut rarement et toujours à la même
époque. Enfin, Funchall, dont les environs servent de résidence aux
phthisiques, est abritée contre les vents du nord par une chaîne de montagnes. Arrêtés dans leur cours, ils rafraîchissent l'atmosphère sans en
troubler le repos. Les malades, à l'encontre de ce qu'on observe souvent en Italie, se félicitent de s'y être fixés.

Tous ces avantages réunis font de Madère le plus délicieux séjour.
Aurions-nous enfin trouvé ce que nous cherchons? La phthisie y sus-
pendrait-elle définitivement ses ravages? Hélas! non. Madère ne fait pas
exception à la règle que nous avons posée. Il suffit, pour s'en assurer,
de jeter un coup d'œil sur la statistique dressée par M. le docteur Renton,
et qu'on trouve reproduite partout. Sur 47 cas de phthisie confirmée,
32 ont été suivis de mort dans les six premiers mois du séjour dans
l'île ; 6 malades qui y sont restés ont succombé plus tard ; les 9 autres
sont retournés en Angleterre ; 6 d'entre eux y sont morts ; on n'a pas
entendu parler des trois autres. Il n'est pas possible de trouver une jus-
tification plus éclatante de ce que nous avons avancé, savoir : qu'il n'est
pas de climat dont l'influence puisse arrêter la marche de la phthisie
quand elle a franchi sa première période. Les malades atteints de tuberculisation commençante ont été plus heureux. Sur 35, il en est 26 qui
ont quitté l'île dans un état satisfaisant, et chez lesquels cette amélioration a paru se maintenir.

<h2 style="text-align:center">X. — Amérique.</h2>

États-Unis. — La plus grande partie des États-Unis est située en
dehors de la zone à laquelle nous avons borné nos recherches. Les provinces du sud y sont seules comprises et doivent seules nous occuper.
Le climat ne paraît pas devoir y être très favorable aux tuberculeux. On
éprouve parfois aux États-Unis les quatre saisons dans l'espace de vingt-
quatre heures, dit Chervin (Lettre à M. Latour), et les personnes d'une
constitution faible et dont la poitrine est très irritable résistent diffici-
lement à des transitions aussi brusques du chaud au froid. Et pour qu'on
ne croie pas que ceci s'applique seulement aux provinces du nord, il

ajoute : « Étant à la Nouvelle-Orléans le jour de Pâques, en 1820, je vis le mercure éprouver un abaissement de 41 à 42 degrés du thermomètre de Fahrenheit dans un espace de douze à quinze heures. En avril 1821, me trouvant à Washington-City, j'y fus témoin aussi d'un abaissement de température aussi considérable, et ces transitions rapides ne sont pas les plus marquées que l'on aurait éprouvées. »

Malgré cette circonstance du climat et ces variations si dangereuses, les provinces du sud sont considérées comme plus favorables aux affections de poitrine que les États de l'est et du milieu. Telle est du moins l'opinion du docteur Johnson et de Chervin. Elle est fondée, dit ce dernier, sur la rareté relative de la phthisie dans les provinces du sud, et il cite pour le prouver quelques statistiques qui ne démontrent pas le moins du monde cette supériorité. Ainsi, d'après les tables publiées par MM. les docteurs Niles et Russ, la mortalité causée par la phthisie à New-York, à Baltimore, à Boston et à Philadelphie pendant un certain nombre d'années a été, terme moyen, dans la proportion de 1 à 6,03. Or à Charleston, situé dans le sud, par le 33ᵉ degré de latitude à peu près, le nombre total des morts fut de 807, dont 145 dues à la phthisie et 6 à l'inflammation aiguë des poumons. La phthisie, à Charleston, a donc été à la totalité des décès comme 1 est à 5,56, proportion d'un sixième plus forte que celle des villes précédemment citées. Les chiffres produits par Chervin prouvent donc le contraire de ce qu'il avance. M. Johnson fait observer, il est vrai, que beaucoup de ces décès ont eu lieu chez des malades venus des États du nord pour hiverner à Charleston. Cette manière de disculper la localité ne me paraît pas très encourageante pour les phthisiques qui seraient tentés de renouveler l'expérience. Le docteur Jumell a fait connaître (1) le chiffre des décès survenus en 1852 à Philadelphie. Ils concordent assez bien avec ceux qui précèdent ; ils tendent cependant à abaisser encore le chiffre de la phthisie dans cette ville. Philadelphie compte 409,000 habitants. Pendant le 1ᵉʳ semestre 1852, il y a eu 2,785 morts, dont 358 phthisiques, 1 sur 7,77, proportion inférieure de plus d'un quart à celle de Charleston. Il y a eu 6 morts, 1 décès dû à la phthisie sur 1,140 habitants, ou 1 pour 570 par an.

En somme donc, les États-Unis renferment beaucoup de phthisiques ; il n'est pas prouvé que les provinces du sud soient plus favorisées que

(1) *Gazette médicale*, 1853.

celles du nord, et si les chiffres produits en faveur de cette opinion étaient suffisants pour trancher la question, ce serait plutôt en sens contraire. Ils confirmeraient plutôt l'assertion de M. Godineau (rapport déjà cité), d'après laquelle les phthisiques seraient plus communs dans le sud que dans le nord (1). Quoi qu'il en soit, nous laisserons les Américains y envoyer leurs phthisiques, et nous ne suivrons pas leur exemple.

XI. — CALIFORNIE.

La Californie n'est pas encore bien connue au point de vue médical. Ce n'est pas que les observateurs y fassent défaut, car les médecins y fourmillent, mais il est difficile de saisir les caractères dominants de la pathologie d'un pays à travers les fluctuations incessantes de sa population. La salubrité du climat est un fait aujourd'hui reconnu : «Il est aussi sain qu'il est beau ; c'est le climat de Rome, moins les variations de température causées par les vents de l'Apennin (2). » La température est généralement douce et à peu près la même à toutes les époques de l'année, mais elle varie suivant qu'on se trouve en plaine, dans les vallons ou sur les montagnes. Un vent assez violent règne tout le long de la côte, mais surtout à San-Francisco. A Monterey, les brises de la mer et les brouillards des montagnes entretiennent une humidité constante, tandis qu'à San-Jose, à Carmelo, à Salinas, l'air est doux et uniforme (3). » Dans l'hiver, l'atmosphère est humide et froide, dans l'été les jours sont brûlants, les nuits fraîches, l'air est pur et sec. Les maladies y sont rares, ce qui a lieu de surprendre lorsqu'on songe aux déplorables conditions dans lesquelles sont placés la majeure partie des émigrants. Beaucoup de valétudinaires ont éprouvé, d'après M. Garnier, une amélioration notable dans leur santé depuis leur arrivée dans le pays. Les fièvres intermittentes, les diarrhées, la dysentérie, sont les affections prédominantes. Les bronchites y sont très communes, les pleurésies, les pneumonies n'y sont pas rares. Quant à la phthisie, les médecins auxquels j'ai emprunté ce qui précède n'en parlent pas. Il faut donc attendre encore avant de porter un jugement sur ce dernier point.

(1) Les pertes causées par la phthisie sont moins considérables dans la zone septentrionale des États-Unis que dans la zone méridionale, puisqu'elles sont réduites à 2,1 pour 1000 hommes d'effectif dans la première division, et qu'elles atteignent 4,4 dans la seconde.

(2) James Blake, *Gazette médicale*, 1853.

(3) Garnier, *Voyage médical en Californie.* Paris, 1854, in-8.

CHAPITRE III. — PAYS CHAUDS SITUÉS DANS L'HÉMISPHÈRE SUD,

Entre le tropique du Capricorne et le 38ᵉ degré de latitude environ.

Cette zone , couverte par la mer dans la plus grande partie de son étendue, ne renferme que peu de pays qui soient dignes de fixer l'attention du médecin. Le cap de Bonne-Espérance, le Chili, les républiques situées sur les bords de la Plata, sont les seuls points assez connus pour que nous puissions nous en occuper.

I. — CAP DE BONNE-ESPÉRANCE.

Le cap de Bonne-Espérance est le point que les Anglais ont choisi pour aller rétablir leur santé compromise par le séjour de leurs possessions de l'Inde. Ce n'est pas une raison pour que ce soit un lieu d'émigration convenable pour les phthisiques. Les maladies qui les y amènent sont, dans la majorité des cas , des fièvres intermittentes rebelles, des dysentéries, des hépatites , des affections des pays chauds en un mot, qui s'améliorent sous l'influence d'un climat plus froid ; mais les variations de température qui y sont si fréquentes, les coups de vent si communs dans cette région des tempêtes, doivent en éloigner les tuberculeux. D'après la statistique du docteur M'Tulloch, à laquelle nous faisons un dernier emprunt , la phthisie est assez répandue parmi les troupes anglaises qui y tiennent garnison. Sur 22,714 soldats européens qui y ont passé en dix-neuf ans, on a compté 22,506 malades , dont 125 phthisiques : 1 phthisique sur 181 soldats.

II. — NOUVELLE-HOLLANDE.

La Nouvelle-Hollande est peu connue. Il serait intéressant de savoir quels ont été , au point de vue de la tuberculisation pulmonaire , les résultats de l'émigration sur les condamnés anglais déportés dans les colonies pénitentiaires de Botany-Bay et de Port-Jackson ; mais les renseignements nous manquent complétement au sujet de ces convicts.

III. — NOUVELLE-ZÉLANDE.

Il n'en est pas de même de la Nouvelle-Zélande, qui n'est, il est vrai, comprise que pour une faible portion dans la zone de laquelle nous nous occupons.

Le docteur Raoul y a passé près de quatre ans en station. La science lui doit le premier travail qui ait été publié sur la flore de ce pays. D'après les renseignements contenus dans son rapport de fin de campagne, la température y est assez douce. Le thermomètre ne descend jamais au-dessous de — 4 degrés, et cela n'arrive encore que pendant quelques nuits de la mauvaise saison, qui s'étend de juin jusqu'en septembre. Il y gèle rarement, et la neige ne séjourne pas sur le sol. A cette époque de l'année, la température varie de + 6 degrés à + 12 degrés. Les vents du sud y amènent de brusques variations et des abaissements parfois considérables. Dans la belle saison, de septembre en juin, le thermomètre s'élève habituellement à + 15 ou 20 degrés, très rarement à 25 ou 29.

Les affections de poitrine y sont très communes et font de grands ravages parmi les naturels. On voit parfois disparaître sous leur influence des familles entières et même de petits villages. Les Européens n'en sont pas à l'abri. Sur 150 hommes d'équipage et sur 10 décès, l'*Aube* compta 4 phthisiques, dont 3 morts. Pas de marais, pas de fièvres intermittentes, pas de fièvres typhoïdes. La Nouvelle-Zélande présente, comme on le voit, à la température près, quelque analogie avec les îles de la Société.

IV. — CHILI.

Compris entre la mer et de hautes montagnes, le Chili, malgré son beau ciel, est soumis aux conditions climatériques inséparables de cette position. Sur la côte, le vent souffle le plus ordinairement, pendant la belle saison, de la partie de l'est ou du sud ; il descend des Cordillères, ou provient des régions polaires, et, dans les deux cas, il entretient une fraîcheur assez vive dans les lieux qui y sont exposés, tandis que les points abrités sont soumis à une température de 30 à 35 degrés. C'est surtout à Valparaiso qu'on observe ces contrastes si dangereux par les refroidissements qu'ils occasionnent. Aussi les affections de poitrine y sont-elles très communes dans cette saison. Les angines, les dysentéries, les fièvres typhoïdes sont, avec quelques cas de choléra sporadique, les maladies qui complètent la pathologie de ce pays. En hiver, le thermomètre se maintient entre 12 et 14 degrés. Il pleut souvent, et le ciel est souvent couvert. C'est l'époque des coups de vent de nord. Ces notions, quelque incomplètes qu'elles soient, suffisent, je crois, pour interdire aux tuberculeux la côte du Chili.

V. — RIO DE LA PLATA, CONFÉDÉRATION ARGENTINE, RÉPUBLIQUE DE L'URUGUAY.

L es bords du rio de la Plata leur sont encore plus contraires. Les alternatives de chaud et de froid , de sécheresse et d'humidité , la fréquence des orages, la tension habituelle de l'atmosphère , les changements incessants dans la pression barométrique, forment les caractères les plus saillants de ce climat (1). Dans la même journée, on peut y ressentir l'influence des quatre saisons. Elles y sont nettement accusées.

L'automne est la plus agréable, l'hiver la plus saine, l'été est l'époque pendant laquelle on y compte le plus de malades. La température moyenne de l'année s'exprime par 16 degrés. Dans l'été, le thermomètre monte rarement au-dessus de 25 degrés à l'ombre ; dans l'hiver il descend rarement au-dessous de 0 degré. Les vents habituels sont ceux du nord et du sud-ouest. Le premier, chaud et sec, règne habituellement dans l'été : il détermine une chaleur accablante ; le deuxième est violent et froid : c'est le vent d'hiver. Il vient à travers les pampas, et cause de véritables ouragans qui portent le nom de *pamperos*. Il a quelque analogie avec le mistral des côtes de Provence et le nord-est des côtes de Bretagne. Il amène parfois des abaissements de température qui vont jusqu'à 17 degrés, et ces variations brusques déterminent la plupart des maladies. Les bronchites, les laryngites , les angines, sont, avec les rhumatismes et les névralgies, celles qu'on observe le plus communément. La coqueluche y règne épidémiquement presque tous les ans. Les pleurésies y sont fréquentes , les pneumonies très rares. Quant à la phthisie , tous les témoignages s'accordent pour la représenter comme très commune et très rapide dans sa marche. « La phthisie, dit M. Petit, chirurgien-major de l'*Erigone* , chargé de l'hôpital français de Montevideo , revêt presque toujours un caractère d'acuité que lui impriment les changements brusques de température. Les phthisiques de Montevideo sont habituellement envoyés dans l'intérieur des terres ou à Rio-Janeiro, et depuis longtemps on a pris le parti , dans la station de la Plata , de les envoyer en France lorsque leur affection est bien caractérisée. Tous ceux qu'on a traités, soit à bord, soit à terre , ont été promptement victimes du climat. Rien n'a pu suspendre la marche aiguë de la désorganisation pulmonaire. »

(1) Saurel, chirurgien de 2ᵉ classe, *Climatologie médicale de Montevideo.* Montpellier, 1851.

« Le docteur Brunel prétend que la phthisie fait de grands ravages à Montevideo, surtout chez les jeunes femmes... En supposant que la phthisie n'y soit pas plus fréquente qu'ailleurs, il n'en est pas moins vrai que la marche est très rapide et sa terminaison toujours funeste. Dès que cette maladie a commencé, on peut en prévoir la fin prochaine. Rarement un phthisique arrive à la fin de l'année de sa maladie ; la plupart sont déjà arrivés au dernier degré de la phthisie au bout de quatre ou cinq mois (1). » Il me serait facile de multiplier ces citations, mais j'aime mieux exposer quelques faits. J'ai eu l'occasion de rapporter plusieurs observations de phthisie rapidement funeste dans l'escadre de la Plata. Dans le tableau n° 9, sur 5 navires, 1323 hommes d'équipage, on a compté 60 décès dont 9 dus à la phthisie, 1 sur 6,66. On a renvoyé 19 malades en France, dont 7 phthisiques, 1 sur 2, 71. Dans le corps expéditionnaire qui y fut envoyé en 1850, et qui se composait de 1515 hommes appartenant à l'infanterie ou à l'artillerie de marine, le nombre des décès a été très faible et la proportion des phthisiques considérable. J'emprunte les chiffres suivants au docteur Marroin, chirurgien principal de la marine, alors chirurgien-major au 3ᵉ régiment et chargé de la direction du service de santé, à l'hôpital de Montevideo.

Fièvre typhoïde.	7 décès.
Phthisie pulmonaire	5
Carie vertébrale	3
Angine gangréneuse	2
Dysentérie chronique	1
Hépatite	1
Cirrhose et ascite	1
Hémoptysie	1
Affections indéterminées	2
Total	23 décès.

Ainsi, sur 23 décès, la phthisie en a causé 5, 1 sur 4,60.

La phthisie est donc commune et très rapidement mortelle sur les bords de la Plata. C'est un nouvel exemple de la tendance qu'elle affecte à revêtir la forme d'une maladie aiguë, dans les pays où la température est habituellement élevée et sujette à de brusques variations.

N'oublions pas de signaler, en terminant, un fait favorable à la loi .

(1) Saurel, *ouvrage cité.*

d'antagonisme. Les fièvres typhoïdes y sont très communes. La fièvre intermittente y est à peu près inconnue.

Cette revue terminée, si nous procédons à l'inventaire des localités dont le séjour peut être conseillé aux phthisiques, nous trouvons :

En première ligne, Madère,

En deuxième ligne, et sur un plan à peu près parallèle, Hyères, Venise et Pise.

En troisième ligne, Rome, Nice, dont la réputation tend à diminuer de jour en jour.

En quatrième ligne, quelques points dont le climat paraît favorable, mais au sujet desquels l'expérience n'a pas prononcé (Menton, Villefranche, la baie de la Spezzia et les petites villes environnantes, les bords du lac de Côme et peut-être les Baléares ; enfin des localités plus étendues sur le compte desquelles on doit encore rester dans le doute (le littoral de la Grèce, le nord de l'Égypte, l'Algérie). A l'égard de tout le reste et de l'avis de tous, la question est tranchée. Le séjour en est pernicieux pour les malades atteints de tuberculisation pulmonaire.

Ainsi donc, de tant de contrés parcourues, de tant de villes explorées, il ne nous reste de positivement acquis qu'une petite île dans l'Océan, un chef-lieu de canton du département du Var et quatre grandes villes d'Italie, dont deux nous inspirent beaucoup de défiance.

Dans cette immense zone, limitée au nord par le 45ᵉ degré de latitude, au sud par le 38ᵉ, et qui comprend plus de dix millions de lieues carrées, nous ne trouvons que quelques points presque imperceptibles sur cette immensité. Et c'est sur de pareilles exceptions qu'on édifie une règle générale, qu'on proclame les bienfaits des pays chauds dans le traitement de la phthisie pulmonaire ! La conclusion opposée n'est-elle pas plutôt la rigoureuse expression des faits ? N'est-il pas plus vrai de dire que, envisagés dans leur ensemble, les pays chauds accélèrent la marche de la tuberculisation pulmonaire au lieu de la ralentir; qu'il est toutefois sur les confins de ces régions quelques points isolés qui doivent, à des circonstances toutes locales, de jouir d'une température uniforme, d'une atmosphère douce exempte de perturbations, et qui offrent aux phthisiques un ensemble de conditions propres à prolonger parfois leur existence et, dans tous les cas, à en embellir la fin, sans qu'on puisse dire toutefois que la tuberculisation pulmonaire y suspend sa marche.

Quant à la phase de la maladie qu'il faut choisir pour conseiller aux phthisiques les voyages et l'émigration, cela ne peut faire l'objet d'aucun doute. La concordance des opinions est telle qu'il n'est pas nécessaire de les citer. C'est dans la première période seulement qu'on est en droit d'en attendre de bons résultats. Nous avons entendu les médecins de Pise, de Rome, de l'Égypte, etc., en condamner le séjour lorsque la maladie était trop avancée. Nous avons vu la phthisie confirmée enlever à Madère 32 malades sur 47 dans l'espace de six mois ; l'émigration, à cette époque de la phthisie, ne peut donc plus en entraver le cours, elle peut tout au plus rendre les derniers moments des malades moins pénibles, et cependant il est bien rare qu'ils se décident à y recourir auparavant. Maintenus dans leurs illusions par ceux qui les entourent et même par leur médecin, ils ne se décident presque jamais à se séparer de leurs affections, à abandonner leurs intérêts que lorsque ce sacrifice ne peut plus porter de fruits.

De l'ensemble des faits qui précèdent, nous croyons être en droit de tirer les conclusions suivantes :

I. Les voyages sur mer accélèrent la marche de la tuberculisation pulmonaire beaucoup plus souvent qu'ils ne la ralentissent.

II. Cette maladie, loin d'être rare parmi les marins, est, au contraire, beaucoup plus fréquente chez eux que dans l'armée de terre. Elle sévit avec une égale intensité dans les hôpitaux de nos ports, dans nos stations, dans nos escadres. Les officiers de marine, les médecins, les commissaires, tout ce qui navigue, en un mot, subit cette loi commune.

III. A part de rares exceptions, qu'il faut bien admettre, en présence de quelques faits rapportés par des hommes dignes de foi, la phthisie marche à bord des navires avec plus de rapidité qu'à terre.

IV. Les professions navales doivent être interdites de la manière la plus formelle aux jeunes gens qui semblent menacés de phthisie, et auxquels on a coutume de les conseiller.

V. Les tuberculeux ne pourraient retirer quelques fruits de la navigation qu'en se plaçant à bord dans des conditions hygiéniques spéciales, qu'en changeant de climat et de localité, au gré des saisons et des vicissitudes atmosphériques, toutes choses qu'il est impossible de réaliser à bord des navires qui ont une mission à remplir. Les voyages par terre, le séjour prolongé dans une campagne bien choisie, permettent d'atteindre le même but avec moins de frais et moins de dangers.

VI. Les pays chauds, envisagés dans leur ensemble, exercent une influence fâcheuse sur la marche de la tuberculisation pulmonaire et en accélèrent le cours.

VII. Ceux qui sont situés sous la zone torride (les pays chauds proprement dits) jouissent surtout de cette fâcheuse prérogative, et le séjour doit en être formellement interdit aux phthisiques. L'opinion unanime des médecins en chef de nos colonies et des colonies anglaises, les statistiques comparées des troupes coloniales et des régiments d'Europe dans les deux pays, la fréquence de la phthisie dans nos stations intertropicales et dans les commandements anglais situés sous la même latitude, une foule d'observations particulières, le démontrent de la manière la plus positive; l'examen de chaque localité en particulier le confirme.

VIII. La plupart des pays chauds situés en dehors de la zone équatoriale sont également préjudiciables aux tuberculeux. Quelques points placés sur les confins de cette région et concentrés dans un étroit espace font exception. Ils le doivent à des conditions locales. Leur séjour garantit mieux les phthisiques des affections aiguës des voies respiratoires qui accélèrent la marche de la tuberculisation, leur permet de mener un genre de vie plus propre à entretenir leurs forces, prolonge parfois leur existence, et contribue toujours à en adoucir la fin.

IX. C'est dans la première période de la phthisie qu'il y a lieu de conseiller l'émigration et qu'on est en droit d'en attendre de bons résultats.

TABLEAU N° 9. — *Tableau des pertes occasionnées par la phthisie dans nos principales stations maritimes.*

INDICATION DE LA STATION.	NOM du CHIRURGIEN-MAJOR.	EFFECTIF de L'ÉQUIPAGE au DÉPART.	DURÉE de LA CAMPAGNE.	DÉCÈS DUS : à diverses malad.	DÉCÈS DUS : à la phthisie pulm.	Total des décès.	MALADES renvoyés en France pour : diverses maladies.	MALADES renvoyés en France pour : phthisie pulm.	Total.	OBSERVATIONS.
STATION DES ANTILLES. — 28 navires, 7288 hommes, 264 décès, dont 24 phthisiques ; 188 renvois, dont 31 phthisiques.										
L'*Africaine*, frégate amirale dans la stat. 9 navires en moyenne.	Maingon, chirurgien-maj. de la division.	1178 h. en moyenn. p. toute la station.	7 nov. 1847 au 1er juill. 1850, 32 mois.	42	5	47	»	»	»	En 32 mois, sur 1178 hommes la station des Anti[...] a perdu 47 hommes, dont 5 phthisiques, 1 sur [...] et sur 255 hommes.
L'*Africaine*, frégate amirale. 7 navires en moyenne.	Délioux, chirurgien-major de la division.	1400 h. en moyenn.	1er août 1850 au 1er avril 1851 10 mois.	2	2	4	13	2	15	En 10 mois, sur 1400 hommes, 4 phthisiques d[...] 2 morts.
La *Sibylle*, frégate amirale. 10 navires en moyenne.	Barrat, chirurgien-major de la division.	1665 h.	Août 1851, à août 1853, 2 ans.	50	1	51	70	3	73	M. Barrat a, depuis, renvoyé en France 15 hom[...] atteints d'hémoptysie, parmi lesquels sans do[...] quelques phthisiques.
La corvette la *Proserpine*	Bigot	138 h.	1853, 3 mois.	»	»	»	»	2	2	
La corvette de charge la *Caravane*	Bernier	110 h.	1853, 3 m.	»	»	»	»	2	2	
La corv. la *Naïade*	Sénard	166 h.	1837-38, 20 m.	6	1	7	3	1	4	
La frégate amirale l'*Iphigénie*	Comeiras	556 h.	1853-54, 10 m.	29	»	29	2	1	3	Une épidémie de fièvre jaune.
La frég. l'*Aréthuse*	Bienvenu	315 h.	1819-20, 15 m.	8	2	10	»	»	»	
La frég. l'*Antigone*	Bonnardel	325 h.	1821-22, 19 m.	17	3	20	»	3	3	
Le brick le *Hussard*	Richaud	108 h.	1844-47, 3 ans.	21	»	21	21	»	21	
La *Capricieuse*	Heulard	77 h.	11 mois.	»	1	1	8	1	9	
La frég. l'*Andromède*	Laure	700 h.	1844-47, 38 m.	47	5	52	24	9	33	
La *Néréide*, frégate.	Golfieer	420 h.	»	»	»	»	14	4	18	
La frég. la *Thétis*.	Golfier	330 h.	1844-47, 19 m.	19	4	23	9	3	12	Les 4 phthisiques succombèrent rapidement à [...] Domingue.
STATION DES MERS DU SUD, DE L'OCÉANIE ET DE LA N.-ZÉLANDE. — 13 navires, 3829 h., 124 décès, dont 39 phthisiques ; 17 renvois, dont 14 phthis. — MERS DU SUD.										
Corvette la *Brillante*	Bedtinger	166 h.	1845-49, 44 m.	5	3	8	»	»	»	Deux de ces phthisiques sont morts dans la 1re[...] L'*Héroïne* perd de plus 1 phth. pass., et M. Marti[...] signale l'exir. rapidité de la maladie dans ces 3[...] Le Helloco rapporte le fait d'un officier danois, [...] barqué sur le *Colosse*, atteint d'une phthisie [...] marche rapide et renvoyé en Europe.
Corvette l'*Héroïne*	Martineau	225 h.	1846-49, 3 ans.	2	2	4	»	»	»	
Vaisseau le *Colosse*	Le Helloco	652 h.	1820-21, 15 m.	»	1	1	»	1	1	
Frég. la *Vestale*	Noël	394 h.	1830	2	1	3	»	»	»	
Cte de ch. la *Durance*	Gourtelot	107 h.	1838	»	1	1	»	1	1	
Frég. la *Flore*	Chevé	290 h.	1835-37	8	2	10	»	»	»	Sur les 8 autres décès, 5 sont dus à des accide[...]
Fte la *Reine-Blanche*	Saillour	546 h.	1847-50, 33 m.	17	6	23	»	»	»	Sur ces 6 phthisiques, 2 succombèrent en moin[...] deux mois.
OCÉANIE. La corv. la *Durance*	Mallié	176 h.	1849-53, 4 ans.	8	2	10	3	7	10	Ramène plus de 4 phthisiques ; M. Mallié si[...] l'effrayante rapidité de la phthisie chez les n[...] rels et les Européens à Taïti.
Vapeur le *Phoque*	Muller	123 h.	1852-55, 3 ans.	2	1	3	1	1	2	
Gabare la *Sarcelle*	Robert	90 h.	1846-50, 44 m.	1	2	3	2	1	3	
Frégate la *Danaé*	Nedellec-Duv.	230 h.	1846-47, 10 m.	5	3	8	»	»	»	Perd un élève phthisique en moins d'un mois.
Frég. la *Syrène*	Gautrau	680 h.	1846-50, 44 m.	28	12	40	»	»	»	La maladie a marché avec une vitesse désespé[...] chez nos jeunes matelots.
NOUV.-ZÉLANDE. *Aube* et *Allier*	Raoul	150 h.	1840-43, 3 ans.	7	3	10	»	»	»	
STATION DE L'INDE ET DE LA CHINE. — 5 navires, 1328 hommes ; 95 décès, 13 phth. ; 2 renvois, 7 phthisiques.										
Frégate l'*Erigone*	Ragot	349 h.	1841-44, 3 ans.	50	7	57	»	»	»	Perd un lieutenant de vaisseau de phthisie pu[...] naire.
Brick le *Chasseur*	Richard	131 h.	1849-50, 17 m.	6	1	7	»	»	»	
Corvette l'*Isère*	Payen	154 h.	1835-36	13	5	18	»	»	»	
Corv. la *Cornaline*	Trobert	228 h.	1839-40, 20 m.	9	»	9	20	»	20	Ex. bien rare d'une camp. dans l'Inde sans pht[...]
Corv. la *Favorite*	Leclancker	166 h.	1841-44, 3 ans.	4	»	4	1	1	2	Navire également favorisé.
STATION DU BRÉSIL ET DE LA PLATA. — 5 navires, 1313 hommes ; 60 décès, 9 phth. ; 19 renvois, 7 phthisiques.										
Frégate la *Minerve*	Tayeau	528 h.	1836-40, 4 ans.	2	3	5	8	2	10	
Corv. la *Proserpine*	Ladmiral	140 h.	1846, 6 mois.	»	1	1	»	1	1	
Corv. le *Tarn*	Lemoux	166 h.	9 mois.	16	1	17	»	»	»	Épidémie de fièvre typhoïde.
Frégate l'*Erigone*	Petit	349 h.	1845-49, 54 m.	33	3	36	4	4	8	Dans les décès beaucoup de blessures ; si[...] souvent la rapidité de la phthisie dans la Pl[...] Campagne except. par le petit nombre de déc[...]
Brick l'*Adonis*	Plagne	130 h.	1845-49, 51 m.	»	1	1	»	»	»	
STATION DU SÉNÉGAL. — 4 navires, 3144 hommes ; 148 décès, 6 phth. ; 126 renvois, 14 phthisiq.										
Caraïbe, frég. à vapeur amirale. 30 bâtiments.	Raoul, chirurgien-major de la division.	2031 h.	1847-40, 2 ans.	138	5	143	126	14	140	Exprime la nécessité de renvoyer les phthisiqu[...] France.
Brick le *Nisus*	Fournier	113 h.	1845-46, 18 m.	4	1	5	»	»	»	M. Fournier revient en France phthisique et r[...] quelque temps après.
Frégate la *Vénus*	Néboux	440 h.	1837-39, 2 ans.	5	2	7	5	1	6	Fait sans exemple dans les annales de la m[...] d'un navire qui fait le tour du monde sans p[...] un seul homme.
Corvette la *Bonite*	Eydoux	174 h.	1836 à 1837	»	»	»	»	»	»	
Frégate la *Vénus*	Laurencin	312 h.	5 mois.	4	1	5	»	»	»	Presque tous les navires de la Méditerranée [...] ment à Toulon.
Frég. l'*Algérie*, navire hôpital. M. Proust, chirurgien-major.			Du 29 mai au 26 octobre 1854, l'*Algérie* a reçu 256 malades de l'escadre, dont 2 bronchites chroniques et 1 hémoptysie.							
Vaisseau le *St-Louis*	Tanquerey	524 h.	1854, 5 mois.	6	1	7	»	»	»	
Frég. la *Vengeance*	Macé	545 h.	1854, 5 mois.	5	1	6	»	»	»